今日からすぐできる今野式

弱ったカラダが1分でよくなる!

今野清志

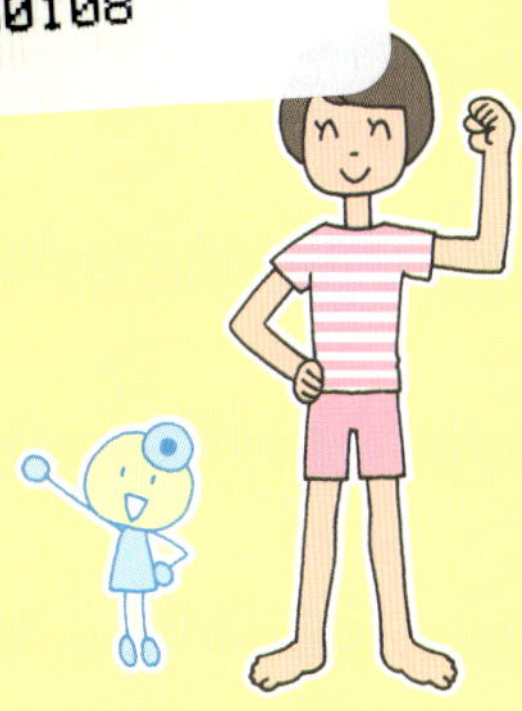

日本文芸社

◆はじめに

皆さん、人間が生きるために何が一番必要だと思われますか？　えー……？

答えが見つからない場合は、1分間、口を閉じて、鼻をつまんでください。実は医療関係者にも、同じ質問をしても残念ながらすぐには答えられない人が大勢います。

答えは酸素です。でもわれわれはその酸素の重要性を忘れて、働きも知らないのが現実です。

ところで、私は最近、電車の中で見かける、働き盛りの20～50代が、とても疲れているのが心配でなりません。

朝からぐったりと眠り込んだり、立ったまま、うとうとしたりしている人もよく見かけます。男性ばかりでなく、女性も同様です。街を歩いていても、ぼんやりと心ここにあらず、または、背中を丸めて足を引きずるようにして歩いていて、ハツラツとした人がほとんどいない。

世の中は「健康ブーム」と言われています。ですが、次から次へと出てくる健康法を、必死に追いかけても、なかなか思ったような「元気」が手に入らないのはなぜでしょう？

それは、皆さんが根本的な「なぜ、疲れているか？」の部分を見逃して、「どうしたらよいか」ばかり気にしているからです。

そして、自分の不調の原因をなかなか解消できずに、「また、ダメだった……」となってしまうのです。

肩がこる、腰が痛い、視力が落ちる、だるい、寝ても疲れが取れない、などの症状から始まり、胃腸の不調、冷え、生理不順、精力減退、そして、心臓病やがんなどの重い病気まで、主な原因もたった一つ酸素不足なのです。

そこで、酸素の重要性を知っていただき、酸素不足を解消し、免疫力をアップし、あなたが本来持っている、元気を取り戻す方法を、余すところなくお教えします。

本書には、通勤のとき、仕事中、家に帰ってリラックスしているとき、さまざまな場面でできる、エクササイズとも呼べないほどとっても簡単な方法が詰まっています。

ぜひ、できるものから実践して、まわりから「何をやったの？」と驚かれるほどのパワーを取り戻してください。

日本リバース院長　今野清志

もくじ

第4章 今野式即効メソッドで カラダの不調もたちまち改善

本書の使い方

弱ったカラダを元気にするには、今野式の運動法でまず、酸素をカラダの中に取り入れることです。**正しい呼吸法とかんたんなジャンプを１日１分続けていけば、弱ったカラダはみるみるパワーアップします。**さらに、具体的な症状でお困り方は基本運動にツボ押しなどを加えて、スピードアップするメソッドを試してみていかがでしょうか。

第１章

あって当たり前の酸素の重要性を再認識しよう！

9ページ

第２章

酸欠の3大要素を知れば、解消法がわかる

37ページ

第３章

かんたんにできる、弱ったカラダを元気にする今野式運動法を学ぼう！

57ページ

第４章

多くの人が悩んでいる症状のスピードアップ改善法！

79ページ

第1章

酸素は人間にとって最良の薬

現代人の実に9割は「酸欠」状態

酸素の重要性に気づかない現代人

人間にとって酸素は欠かせないものです。私たちにとって酸素は、知らず知らずのうちにカラダを駆け巡り、エネルギーを与えてくれる、重要なものです。でもその重要性に気づいている人はほとんどいません。まして、酸素がカラダでどんな働きをしているか、あまり気にすることもありません。

では、呼吸から取り入れた酸素が、どうやってカラダに活かされているのでしょうか。

まず、息を吸ってカラダの中に入った酸素は、血液の中に取り込まれます。

次に、**赤血球の中にあるタンパク質である、ヘモグロビンと結合して、血液の流れにより、全身に運ばれます。**

ちゃんと呼吸できていますか？ 胸を大きく広げて、「鼻から」吸おう

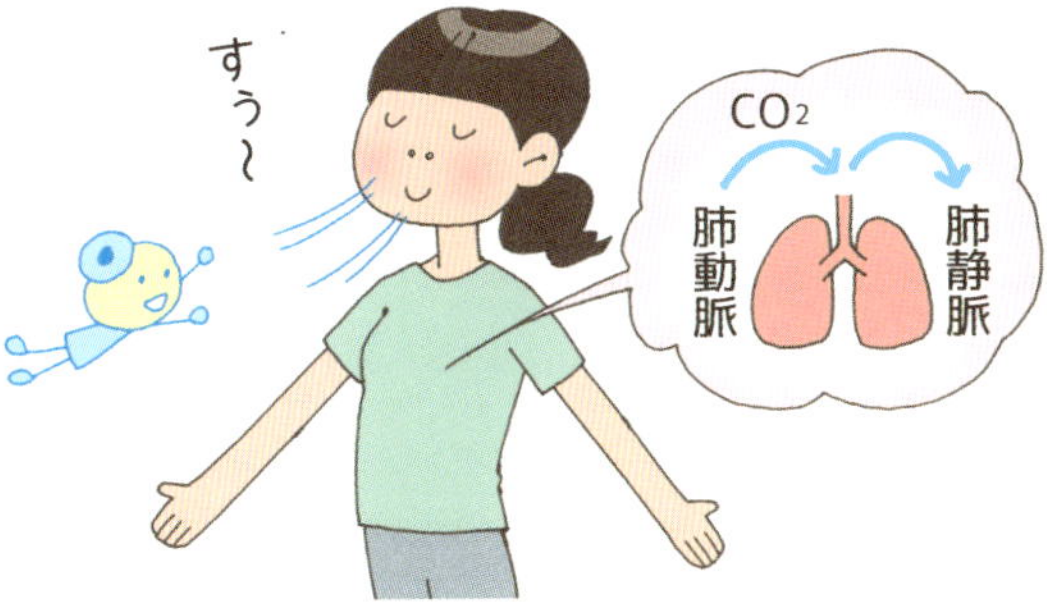

そして、それぞれの細胞が血液から酸素を受け取り、二酸化炭素を渡します。二酸化炭素は静脈を通じて肺まで運ばれ、呼吸によって体外に排出されるのです。

一般的には、この肺の部分での、空気を吸って吐く「換気」と、酸素と二酸化炭素を交換する「ガス交換」を指して呼吸と呼んでいます。

この、細胞レベルでの酸素と二酸化炭素の受け渡しを「内呼吸」といい、肺で体内と体外での空気のやり取りをすることを「外呼吸」と呼びます。

吸っているようで吸っていない酸素

人間はおおよそ、1日2万回以上呼吸をし、350リットル以上の酸素を、カラダに取り入れています。(体重や身体状態で変わります)

しかし「まだまだ酸素の重要性を認識している人が少ない」と、私は常々感じています。「普段の呼吸で十分」「めまいや立ちくらみでもしない限り、酸素は足りている」と思う人がほとんど。でも私の治療院で、一度でも吸入器を使って、酸素を吸う経験をした方はほぼ全員が、終わったあとの頭とカラダの軽さに驚かれます。

そう、私たちのカラダの営みは、酸素に支えられています。

しかし、残念なことに、いつでもまわりにあり、タダで手に入る酸素の価値に、なかなか気づきません。

そして、**自分では「ちゃんと吸っている」と思っても、現代人の9割以上が、慢性的に酸素が不足している「酸欠」だといっていいでしょう。**

■酸欠になるとカラダにこんな変調があらわれる

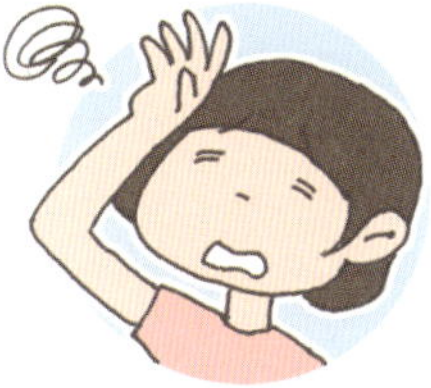

めまいや視力低下

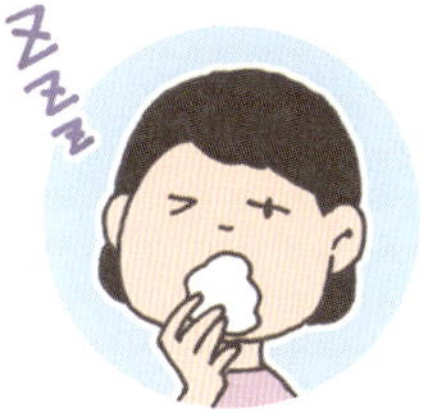

眠気

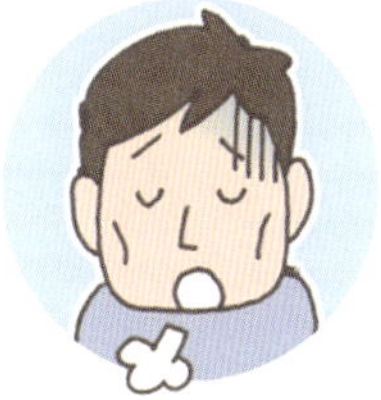

疲れやすい

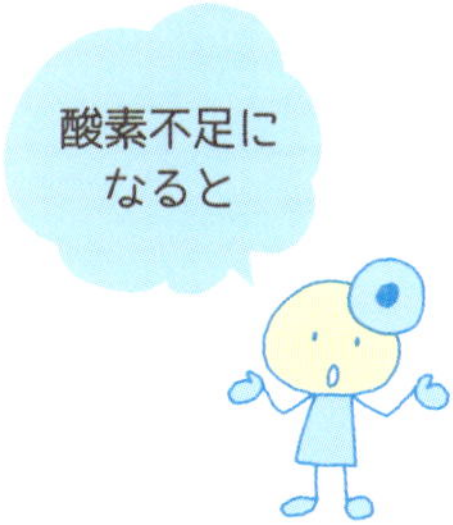

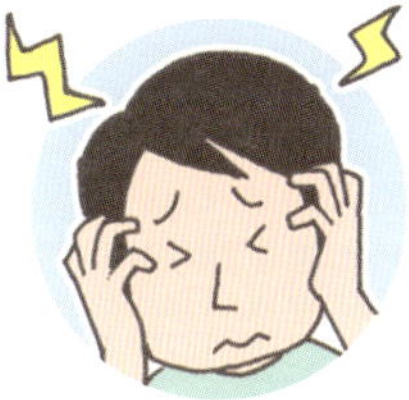

頭痛などの痛み

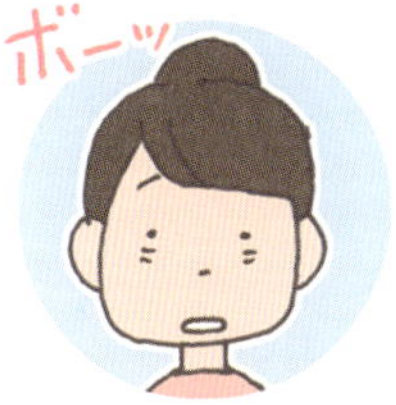

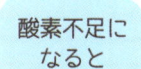

集中力低下

元気が出るのは酸素のおかげ

人間の細胞は酸素がエネルギー源

人間にとって、酸素は欠かせないものです。

例えば、私たちは食事をしなくても、水さえ飲んでいれば1カ月は生きられると言われています。

ところが、呼吸を止めてしまうと、たった1分でも苦しくなります。

皆さんも子どものころ、海やプールに行って「どのくらいの間、潜《もぐ》っていられるか」競争したことはありませんか。

どんなにがんばっても、2分と持たなかったはずです。

世界記録の保持者でさえ、20分程度だと言われています。

普通の人なら、15分でも心肺機能が停止して、死に至ることさえあるでしょう。

私たちのカラダは、それほど酸素を必要とし、酸素によって生かされているのです。

もちろん、食事から得る栄養も大切なものです。

口から食べたものは、消化活動を通じて細かい栄養分となり、血液の流れによって、全身に運ばれます。

ただ、この栄養をエネルギーに変換するときに、酸素が必要なのです。

酸素がなければ、食べ物をうまくカラダで活用することができません。

車がガソリンを燃やすとき、酸素が必要なのと同じ仕組みといえるでしょう。

自然治癒力をアップする酸素力

人間のカラダは、約60兆個の細胞からできています。

このすべての細胞が、酸素をエネルギー源としていますから、細胞自体が活動して器官を動かし、消化するためにも、酸素がなければならないのです。近年、世界的に活躍するスポーツ選手などが、酸素カプセルに入って疲労を回復している姿を見かけます。

また、一時は日本でも、酸素バーなどがあちこちに見られました。

酸素を吸うと、疲れがとれて元気になります。

これはどういうことかというと、**酸素が大量に取り込まれると、血液や体液の循環がスムーズになります。**

すると、新陳代謝が活発になり、疲労物質が体外に排泄されやすくなるのです。そして、カラダのすみずみまで酸素が供給され、栄養が行き渡ることで、細胞が元気になるからです。

私は、自分の運営する治療院でも、施術の前に、必ず酸素を吸ってもらいます。

なぜならば、カラダが「自分で元気になろう」とする、自然治癒力が各段にアップするため、1度の施術で体感できる結果を、最大限にしようと思うからです。

カラダに入った栄養は酸素の助けで燃やされ筋肉を動かすエネルギーになる

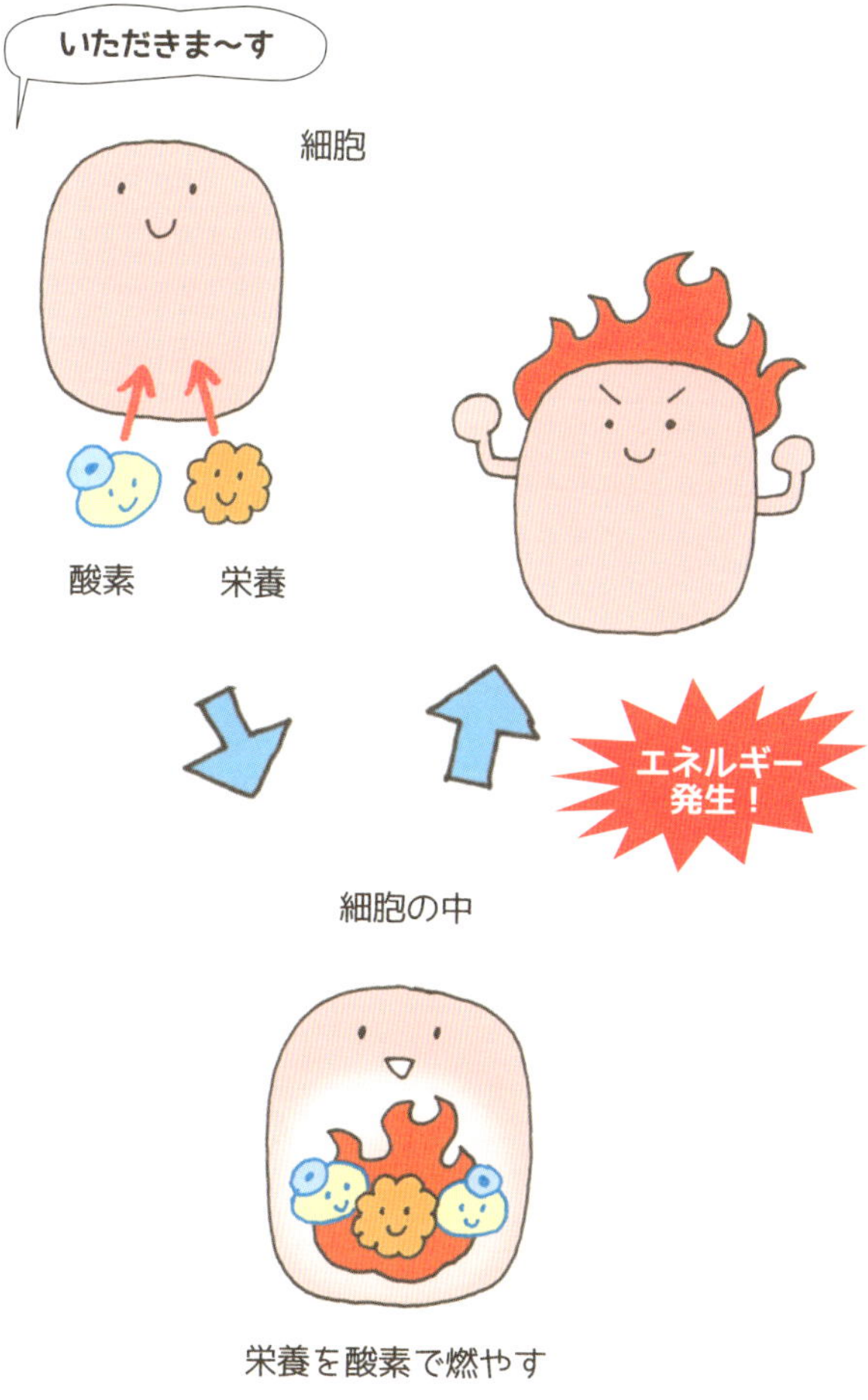

便利になりすぎた生活がカラダを弱くする

動かない、悪い姿勢などが酸素不足をもたらす

なぜ、私たちは、知らず知らずのうちに、酸素が不足してしまうのでしょうか。

その最大の原因が、便利になった現代の生活です。

日常生活での活動量は、大人だけでなく子どもも同じように激減しています。

まず、昔なら歩いていったところが、今や電車やクルマやバスに乗れば、ほとんど歩かずに目的地に着くことができます。

また、現代人はパソコンやスマートフォンなどを使うことが多く、そこで背中が丸まり、自分で自分の肺を圧迫し、深い呼吸ができなくなっているのです。こうした、**現代人としては「当たり前」の生活が、あなたのカラダを、どんどん酸欠状態に陥《おちい》らせているのです。**

■現代人が抱える酸素不足の原因は毎日の生活のなかに

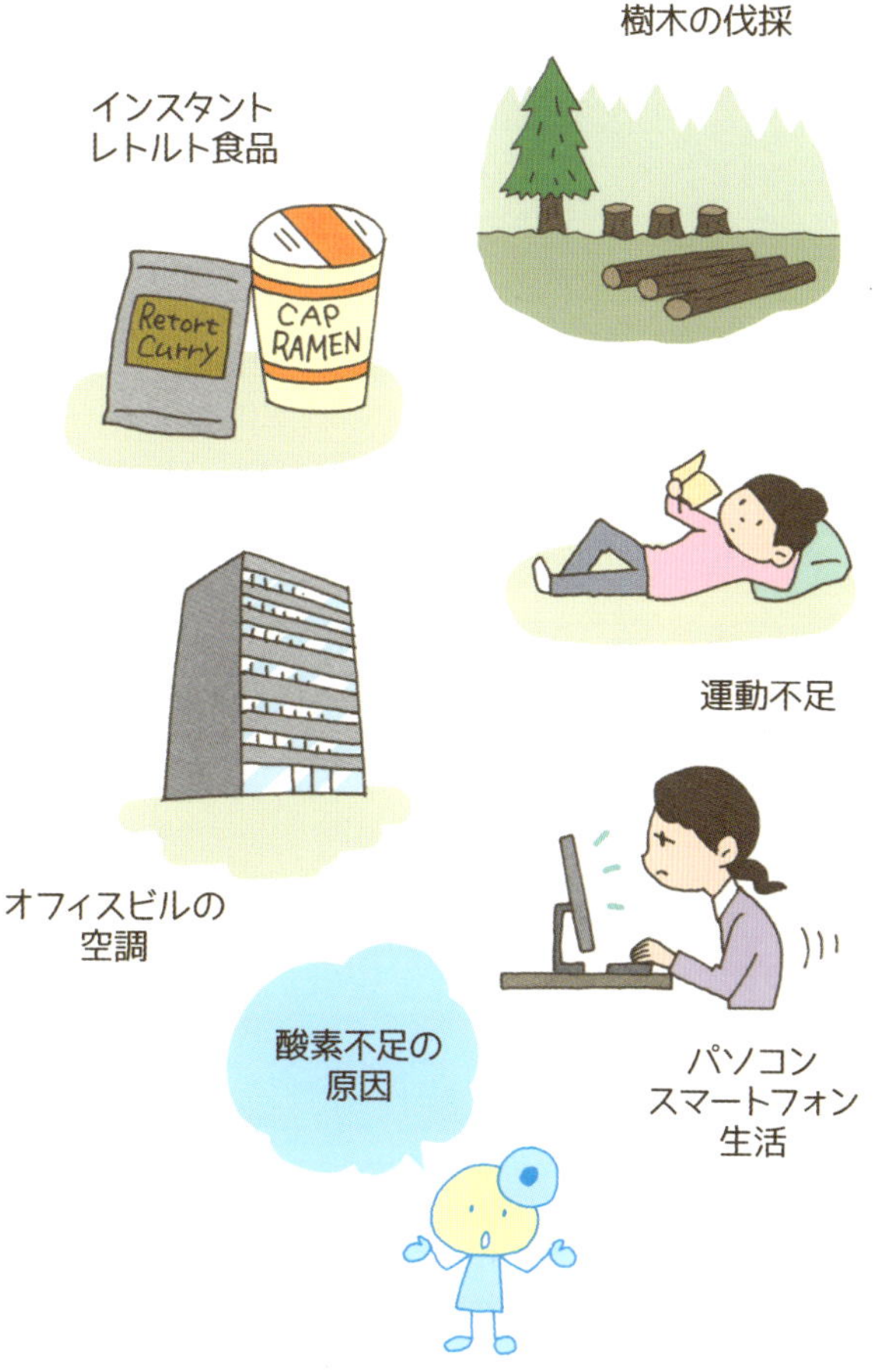
樹木の伐採
インスタント
レトルト食品
Retort Curry
CAP RAMEN
運動不足
オフィスビルの
空調
酸素不足の
原因
パソコン
スマートフォン
生活

酸素の誕生とその役割

地球上のほとんどの動物は酸素を必要とする

昔から日本では、「空気のような存在」という言葉があります。あって当たり前であり、普段は意識することが少ないけれど、なくてはならない大切なものを意味します。

なぜ、このたとえのように、私たちにとって空気が、それほど大切なのでしょう。

それは、人間は呼吸をすることによって、知らぬ間に空気に含まれている「酸素」を取り入れているからです。


実は、空気の中には「酸素」以外にも、窒素や二酸化炭素、アルゴン、水素なども含まれています。**大まかには窒素が5分の4、酸素が5分の1でその他はほんの少しです。**

人間のカラダは、必要な「酸素」を血液の中に取り込み、不要な物質は、可能な限り排出するようにつくられているのです。

また、私たちだけでなく、地球上に生きる動物は、ほとんどが「酸素」を必要としています。

では、その大切な「酸素」とはいったいどんなものなのでしょう？

酸素が1パーセント減っても体調に変化をきたす

「酸素」は、地球上で最も多く存在する元素であり、岩石、土壌、大気など、地球の表面は酸素であふれています。

そして主に、木や草などの植物と、太陽の光が届く海中にある、植物プランクトンや海藻などが光合成を行うことで、「酸素」は生み出されました。

地球が誕生したおよそ46億年前には、空気はなく、炭酸ガスで覆われていました。

その後、10億年くらい経ったとき、海水中の炭酸ガスから栄養分を合成し、繁殖するときに、酸素を副産物として生み出す、藻《も》が生まれました。

さらに30億年以上という、気の遠くなるような時間をかけて、光合成が繰り返され、初めて大気中に酸素原子からなるオゾン層が形成されました。

オゾン層が有害な紫外線をカットし、陸上が安全な環境になってから、海中の植物や多くの生物が、陸に上がり始めたのです。カンブリア爆発といわれた現象です。

現在、空気の中に占める「酸素」の割合は、およそ21パーセントです。

その中でも、海からつくられる酸素が全体の3分の2を占めています。

しかし、その割合が、わずか1パーセント減って20パーセントになるだけでも、私たちは頭がボーッとしたり、手足がしびれたりなど、肉体的な変化を感じます（35ページ参照）。

酸素濃度の下限値は18パーセントで、これ以下を酸欠状態といいます。

身近な例では、飛行機の長時間フライトや満員電車の通勤では、酸素濃度が18パーセント近くに下がることもあり、疲れやすくなってしまうのは、酸素不足が大きな一因とも言えます。

「酸素」は、それほどまでに私たちのカラダに大きな影響を及ぼしているのです。

空気中の酸素の3分の2が海でつくられる

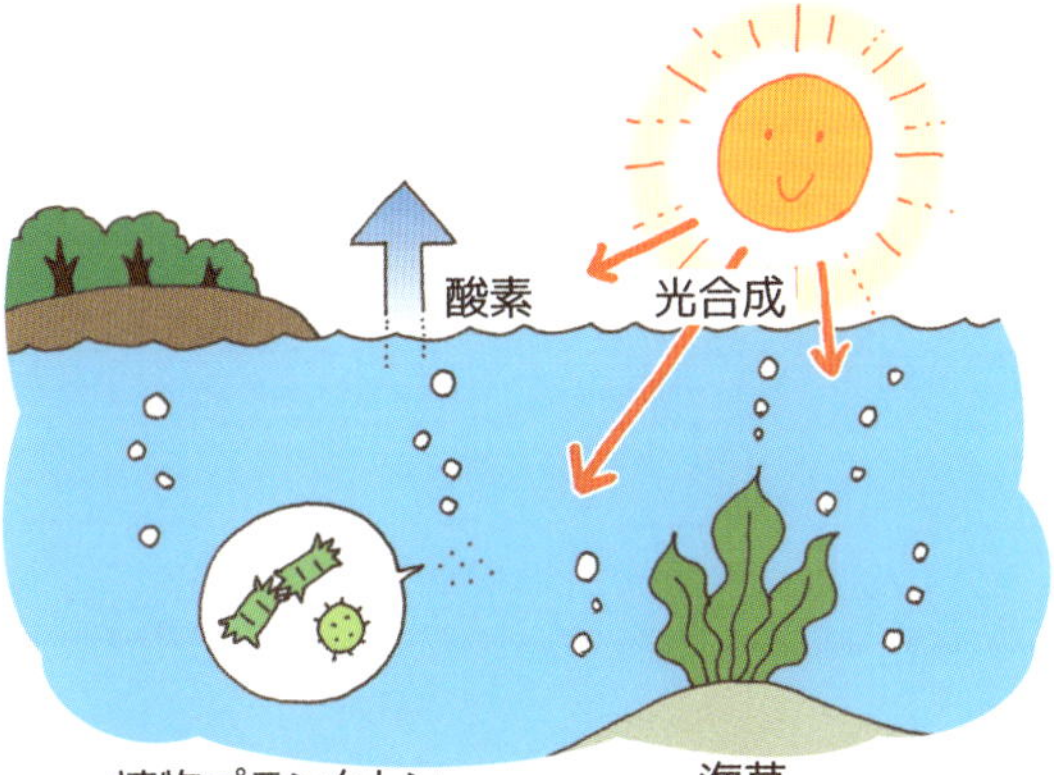

空気の成分

およそ21パーセントが酸素です

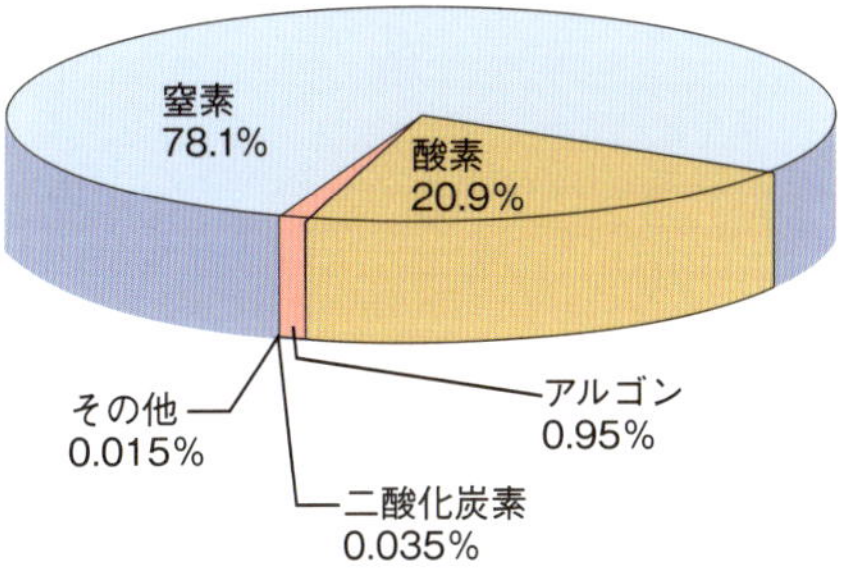

酸素の最大消費者は脳

酸素を吸うと一時的に記憶力が増すってホント？

人間のカラダの中で、酸素を一番に消費するのは脳です。

私たちの体重の、およそ半分を占めるのが筋肉と皮膚です。
脳はわずか、２％にしかすぎません。
ですが、エネルギー消費の割合は脳が一番高く、筋肉と皮膚をあわせても、全体の25％程度なのに、脳だけでも18％も使っているのです。

ある調査によると、脳の酸素消費量は、およそ25％だと言われています。

脳は、一時的に酸素を貯蔵しておける筋肉と違い、常に大量の酸素を必要としています。

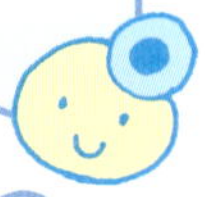

十分な量の酸素があれば脳は活性化する

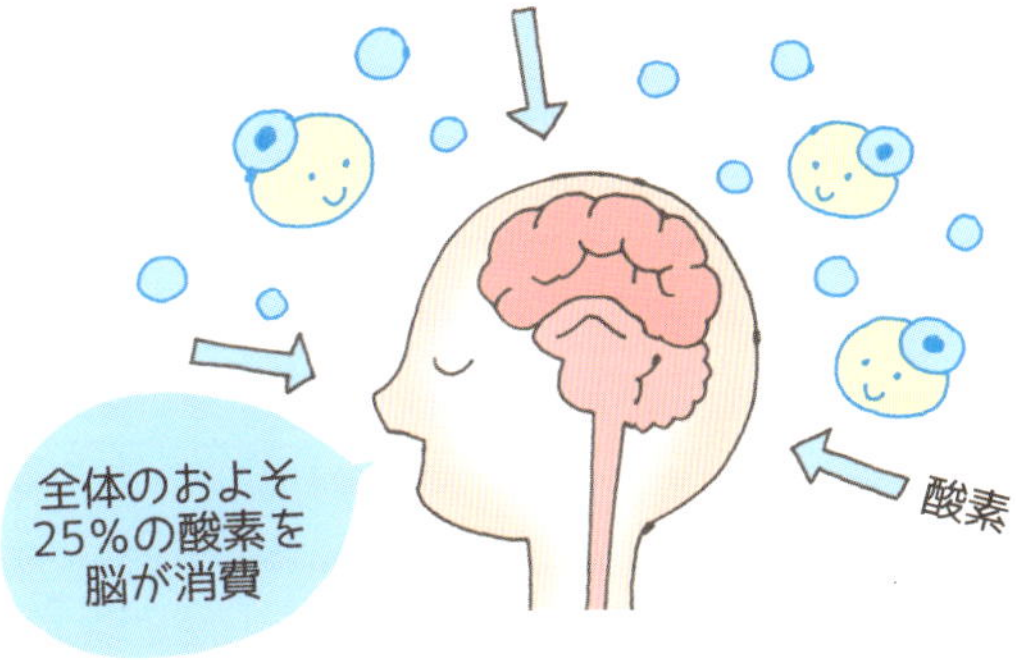

また、筋肉は安静にしているときは、ほとんど酸素を消費しませんが、脳はフルタイムで活動していますから、眠っているときも酸素の供給がなければなりません。

約千数百億個ともいわれる細胞に、大量の酸素を送り込むためには、１日およそ２０００リットル、ドラム缶約10本分の血液が必要だとも言われています。

もし万が一、脳への酸素の供給がストップしたとすると、脳はすぐさま活動を停止し、たったの30秒で脳細胞が死滅し始めます。

だからカラダは、どこよりも優先的に脳に酸素を届けるのです。

死を招く重大な病気も酸欠が要因となっている

細胞に十分な酸素を送れば、がんも防げる可能性がある

厚生労働省の調査によると、日本人の死因で1番多いのが「がん」、そして2番目が「心疾患」です。3位以下の入れ替わりはありますが、ここ15年くらい、1位と2位は変わりません。また、日本以外の先進国でもほぼ同じ状況にあります。

私は、死を招く、こうした重大な病気の主な要因は、酸欠だと考えています。

私たちのカラダはそもそも、細胞レベルで酸素を必要としています。

その細胞が、酸素というエネルギーの不足になると、異常をきたします。そこにガン細胞が生まれて、少しずつ育っていってしまうのです。

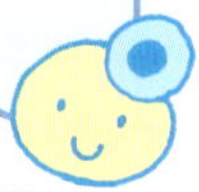

細胞は酸欠状態にすると100％がんになる

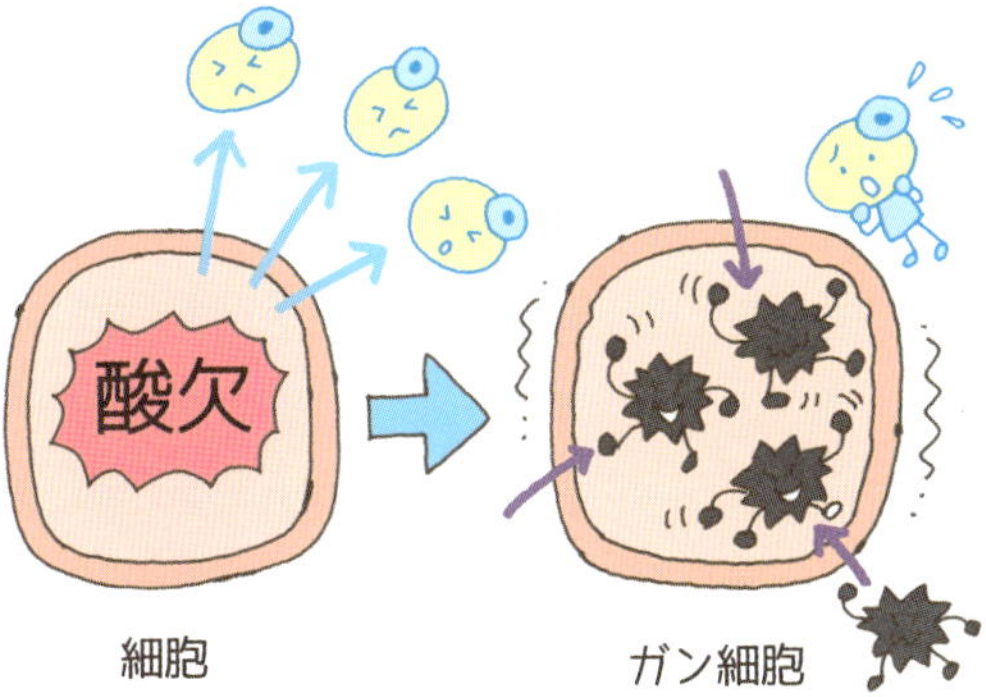

ノーベル生理学・医学賞を受賞した、ドイツのオットー・ワールブルグ博士は、1923年から「がん（悪性腫瘍物）はどのようにしてなるのか」をテーマにした、数々の動物実験を行いました。

動物にがん細胞を植え付けたり、化学物質を注射したりして、がんを発生させようとしても、100％がんになることはありません。

ところが、**細胞を酸欠状態にすると100％がんになったのです。**

じつは、がん細胞は、酸素がなくてもエネルギーを産生できる、特殊な細胞です。ということは逆に、十分な酸素を細胞に供給し、通常の細胞の中にあるミトコンドリアが活発に働くようにすれば、がん細胞が増える環境ではなくなるということなのです。

そこで、ワールブルグ博士は、「体細胞が、酸素呼吸によらず発酵に依存することで、細胞が退化し、がん細胞が発生する」という言葉を残しました。つまり、**酸素の不足ががんの原因だということを表しています。**

また日本でも、(財)労働科学研究所元所長の小山内博氏が2003年の著書の中で、「がん細胞は酸素が不足した細胞に増殖する。がんは酸素の不足が最大の原因である」と語っています。

がんは酸欠によって引きおこされ、また、細胞の酸素不足が、がんをどんどん育ててしまうのです。

狭心症や心筋梗塞も酸素不足による

次に心臓病と酸素不足の関係についてお話しましょう。

心臓病の中でも、近年増加しつつあるのが、狭心症や心筋梗塞《しんきんこうそく》です。

酸素が欲しい！ 血流が滞り酸素不足で心疾患に

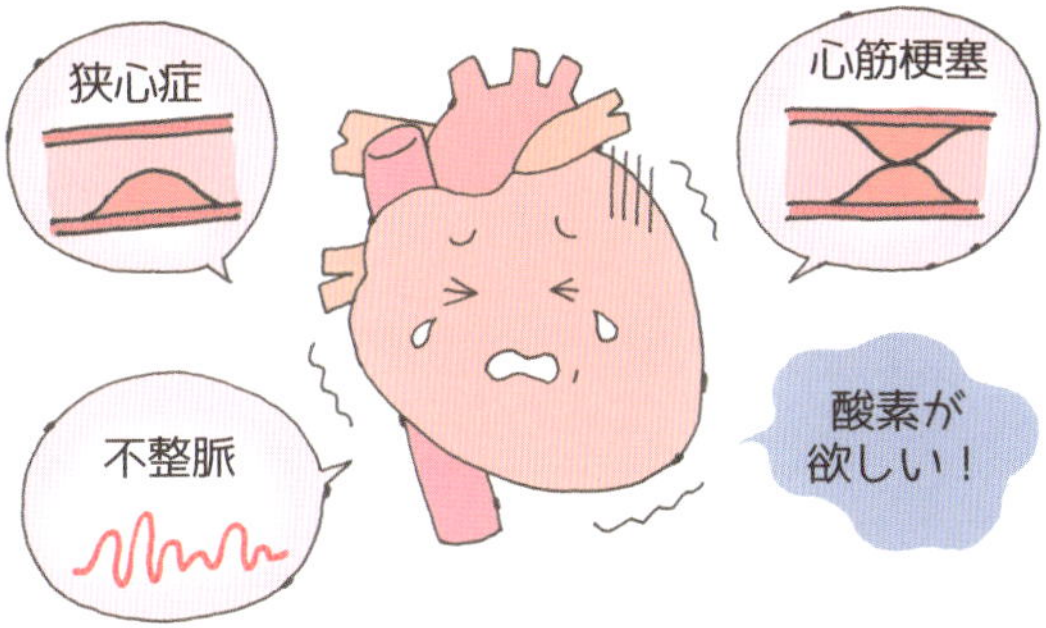

狭心症は、心臓に血液を供給する、冠動脈の血流が不足することによって、心筋が酸素不足になり、痛みなどの症状を発します。

心筋梗塞は、冠動脈が、動脈硬化などの原因で狭くなったり、血栓が詰まったりして、心筋に血液が行かなくなり、激しい痛みを伴う病気です。

これらは「虚血性心疾患」と呼ばれています。虚血とは血がない状態を意味します。つまり、心臓に十分血が行き渡っていない状態をいいます。まさに、血液が行き届かなくなり、臓器や組織が酸欠で栄養不足になることでおこる病気です。

こんな症状もいつの間にか消えた、「酸素の効能」

消化不良・高血圧・糖尿病・うつな気分も改善

たかが酸素、されど酸素です。

酸素が全身にたっぷりと行き渡れば、がんや心臓病だけでなく、日常的に感じる、あらゆる不調も改善することができるのです。

たとえば、肩こり、腰痛などは、血流が届き、しっかり酸素が供給されれば、こわばった筋肉がゆるんでやわらぎます。

だるい、疲れが抜けないときも、もちろん、酸素です。

胃腸が弱り、消化不良や胃のもたれ、便秘や下痢などを訴える人も大丈夫です。

血液の流れが促され、酸素が届けば、内臓の働きは活発になります。

さらに、高血圧症、糖尿病などの生活習慣病だって、酸素が行き渡れば改善します。

高血圧とは、動脈の流れが悪くなり、心臓が圧力を高めて末端まで送り出そうとしている状態のことです。酸素を取り込むことは、そのまま血流を促《うなが》すことにつながりますから、当然、症状はよくなります。

また、私たちのカラダでは、食事で取り入れた糖分は、通常、消化・吸収・分解されてブドウ糖として血液に放出されます。

ところが、この糖分が、普通以上に多いのが糖尿病なのです。

糖尿病には1型と2型がありますが、大多数の人は2型だといわれています。

2型は、すい臓が弱り、インシュリンが不足するのが、主な理由でおこります。

糖尿病もまた、胃腸の不調と同様に、血流がアップして、すい臓に酸素が供給されれば、改善されます。

気力が落ちる、動きたくなくなる、悲観的にものを考えるなどの、うつな気分も酸素をたっぷり供給すれば、改善されます。

このように、カラダ中に酸素を供給するということは、内臓だけでなく、脳や神経の働き、ホルモン分泌など、すべてによい影響が及びます。カラダが活性化するため、元気に、行動的になり、気力が高まります。

そして、集中力もアップしてやる気がグンと出るのです。

冷え性・精力減退など女性、男性に特有の症状も！

こうした一般的な不調や、かかってしまいがちな病気に加え、女性ならでは、そして男性ならではの症状にも、酸素は抜群の効果を発揮します。

女性でいえば、まず冷え性。末端まで血流が行き届き、酸素や栄養が供給されれば、いつも冷たくなりがちな手足の先も温まり、血色のいいツヤツヤの肌になります。

酸素がまんべんなく行き渡り、細胞が活性化するということは、脂肪やリンパの代謝が促されますし、筋肉もつきやすくなるので、ダイエットにもつながります。

酸素の効能はまだこんなにあった

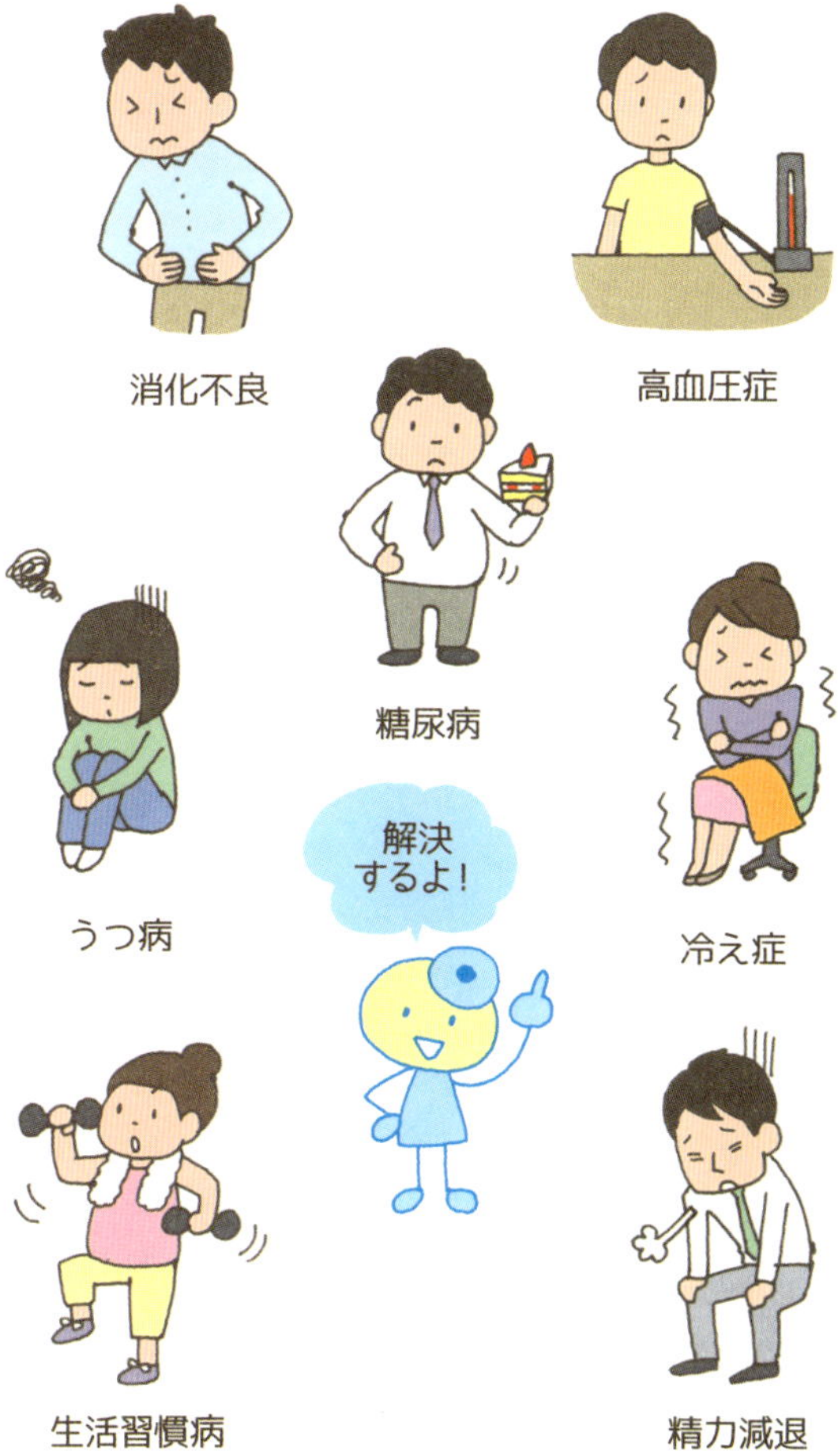
消化不良
高血圧症
糖尿病
うつ病
冷え症
解決
するよ！
生活習慣病
精力減退

一方、女性ホルモンを分泌するよう促す指示を出し、脳に酸素がたっぷり供給されれば、女性ホルモンの働きが整い、生理不順や不妊症などにも効果を発揮します。

また**男性であれば、精力減退にも、酸素は力強い効果を発揮します。**

ストレスいっぱいの現代社会では、常に交感神経が優位となり、自律神経のバランスが乱れます。すると、男性ホルモンの分泌が衰え、精力の衰えにつながります。

また、酸素不足による、肉体疲労の蓄積も、性欲減退に大いにかかわりがあります。カラダはまず、脳や内臓などの「生きるために、どうしても必要な器官」に酸素をまわします。すると、男女ともに生殖器は「末端」と見なされ、酸素の供給が後回しになってしまうのです。

実際、酸素不足を解消するために、私がおすすめしている方法は、簡単で、お金もかけずに自宅でできるものばかりです。具体的なエクササイズをご紹介する前に、次の章では、どうすれば酸欠を解消できるのか、大事なポイントを説明していきましょう。

酸素濃度が低下するとこんな症状が出る

酸素濃度	症　　状
21%	通常の空気中の酸素濃度、健康な生活
18%	安全の限界、思考能力の低下、酸素マスクが必要
16%	脈拍・呼吸の増加、集中力の低下、計算間違い、細かい筋肉作業の低下、頭痛、耳鳴り、吐き気
14%	判断力の低下、不安定な精神状態、傷の痛みを感じない、酩酊に似た状態、全身脱力体温上昇、チアノーゼ、顔面蒼白
10%	意識消失、昏睡、中枢神経障害、全身けいれん
6%以下	一瞬で失神、 呼吸緩徐 ⇒ 呼吸停止 ⇒ 心臓停止へ

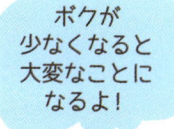

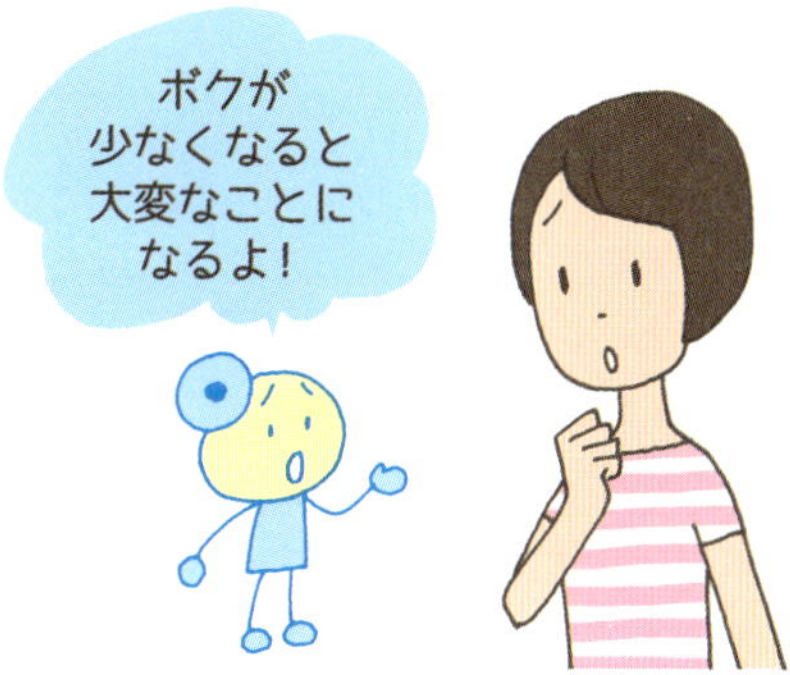

COLUM

喫煙・アルコールは酸素不足に拍車をかける？

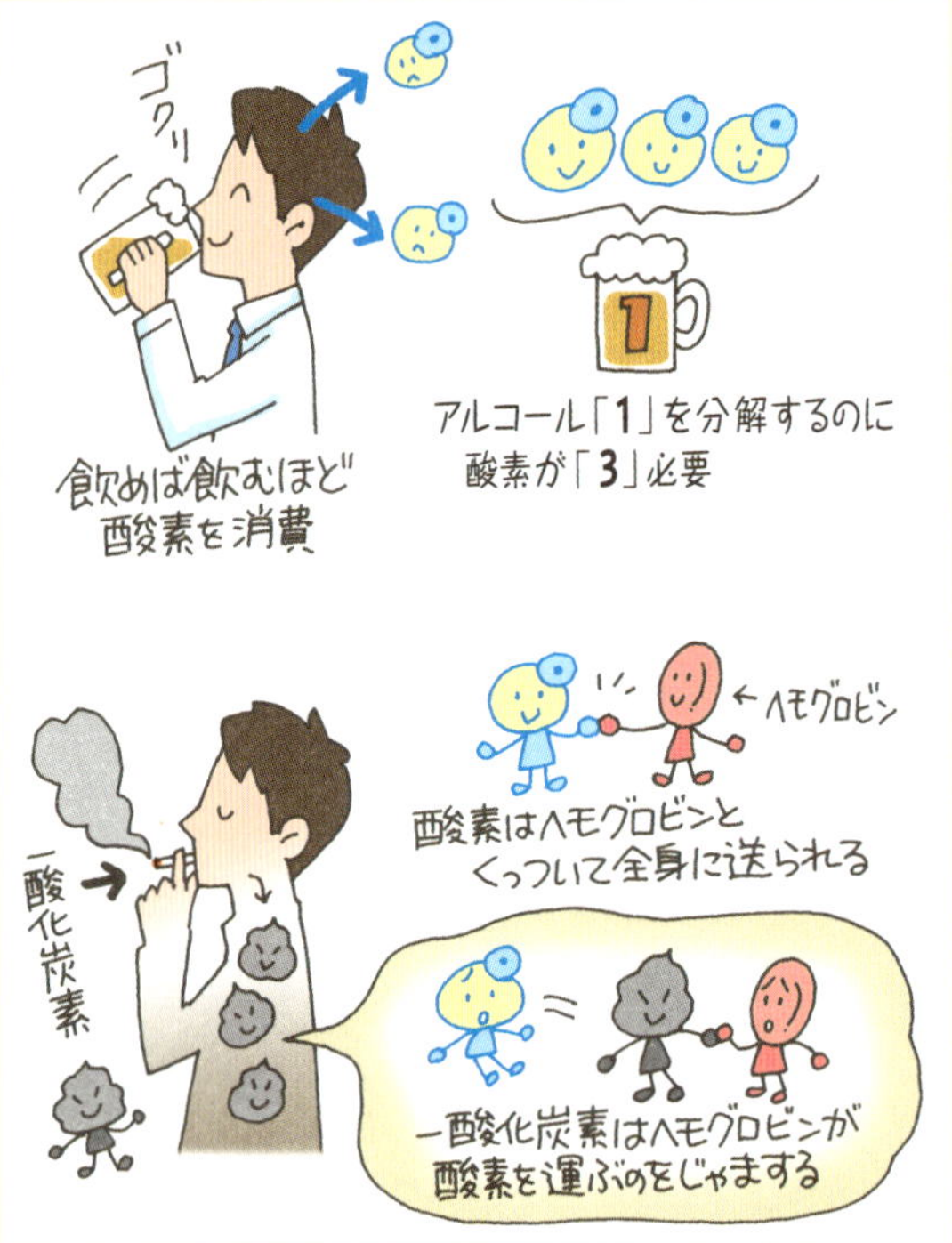
ゴクリ
飲めば飲むほど
酸素を消費
アルコール「1」を分解するのに
酸素が「3」必要
一酸化炭素
←ヘモグロビン
酸素はヘモグロビンと
くっついて全身に送られる
一酸化炭素はヘモグロビンが
酸素を運ぶのをじゃまする

仕事の合間や1日の終わりに、つい手が伸びてしまう、タバコやお酒。やめたほうがいいのはわかっていても、なかなかやめられない。でも、ここではっきりと申し上げましょう。お酒やタバコは、酸素不足を加速し、カラダを疲れさせますよ。

第2章

運動・呼吸・血流が酸欠解消の3大要素

酸素を体内に直接取り入れられるのは呼吸だけ

吐いてから吸う、これが呼吸の基本

私たちのカラダにとって、それほどまでに大切な酸素。ではどうしたら「酸欠体質」を改善し、疲れや病気と縁のない日々を送れるのでしょう。

まず、なによりも大切なのが呼吸です。酸素をカラダの外から内に取り入れるには、呼吸しか方法がありません。

現代人は、姿勢の悪さなどのさまざまな理由で呼吸が浅くなり、今では必要な分のおよそ4～5分の1程度の空気しか吸い込んでいないと言われています。

呼吸は吸うだけでなく吐くことも大切なのです。だから呼気（吐く）と吸気（吸う）を合わせて〝呼吸〟というのです。

また、肺の中には残気といって常に吐ききれない気体が残っています。

外からの空気を取り入れるには、まず

呼吸は吸うだけでなくしっかり吐くことが大事

吐く（呼気）⇒ **呼吸** ⇐ 吸う（吸気）

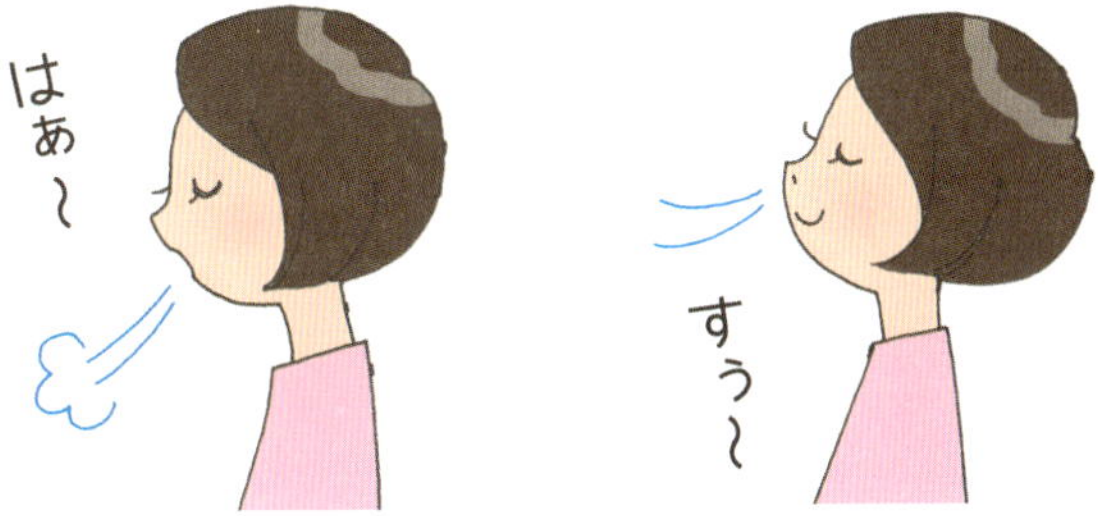

この気体を多く吐きだす作業が大切なのです。

そして、空気を吸い込むときは「鼻から」が、基本です。

人間は鼻で呼吸するようにできています。なぜなら鼻は、空気清浄機のように、ホコリやウイルスを取り除き、空気を暖めてカラダに送り込んでくれる、素晴らしい働きを持っているからです。

口で呼吸をしていると、細菌やウイルスなどがカラダに直接入り、全身に運ばれてしまいます。深呼吸は心をリラックスさせるばかりでなく、体内のデトックス効果もあるのです。

どんなストレスも呼吸で解消

浅い呼吸はイライラが増すばかり

深い呼吸をすることは、カラダの健康によいばかりでなく、心を落ち着かせる効果もあることは前項で触れました。

人間は、緊張しているときや、不安を感じているとき、あるいは、イライラしているときは、呼吸が浅くなります。

「人前で話をしなければならない」、または「好きな人の前にいる」ので、ドキドキしているときなど、「深呼吸をしたら気持ちが落ち着いた」という経験は、誰にでもあるはずです。それには自律神経が深くかかわっています。

そもそも自律神経とは、血液の流れや消化活動など、無意識のうちに、カラダの働きをコントロールするものです。

自律神経には交感神経と副交感神経があり、交感神経は活動しているとき、お

交感神経と副交感神経とは

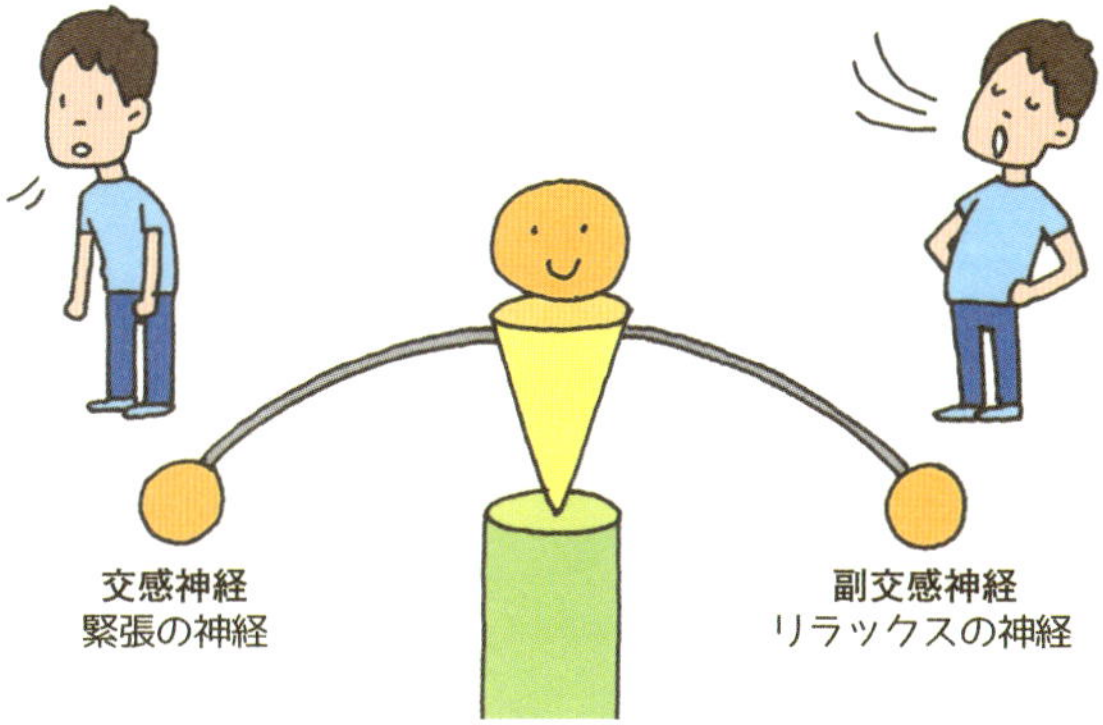

よび、緊張やストレスを感じているときに活発になり、副交感神経は休息しているときやカラダを回復しているとき、リラックスしているときに、優位になります。

浅い呼吸は、交感神経を優位に導き、深い呼吸は副交感神経を活発にします。

刺激やストレスが多い、現代人の生活は、どうしても交感神経が優位になりがちです。

まして、深い呼吸を忘れて浅い呼吸だけになると、交感神経ばかりが働き、ますます「イライラしてストレスが増幅する」という、悪循環に陥《おちい》ってしまいます。

「ストレスがピークに達したな」と思ったら、意識して深呼吸をしてください。

すると、副交感神経が活発になるため、緊張をしずめ、ピリピリした気持ちを解放することができるのです。

「ため息」も「あくび」も悪いことばかりでない

また、失敗したり、思いどおりにいかなかったりすると、つい「ため息」をついてしまうことはありませんか。

一般的には「幸せを逃す」などと、ネガティブなイメージで受け取られることも多い「ため息」ですが、実は、カラダが極度の緊張状態に陥ったときに、無意識に空気を取り込もうとして行う自然な反応なのです。

眠いときや退屈なときに出る「あくび」は、緊張感に欠けているという印象をもたれがちですが、この症状もため息と同様、過呼吸の前兆で、脳の活動の低下を防ごうとカラダが機能したのです。

そこで、あくびをすることで大脳に酸素が取り込まれて副交感神経が働き、リラックスさせてくれるのです。

「ため息」や「あくび」はあながち悪いこととは言い切れないのですが、なるべく人前では避けましょう。

■「あくび」や「ため息」は カラダが発する危険信号

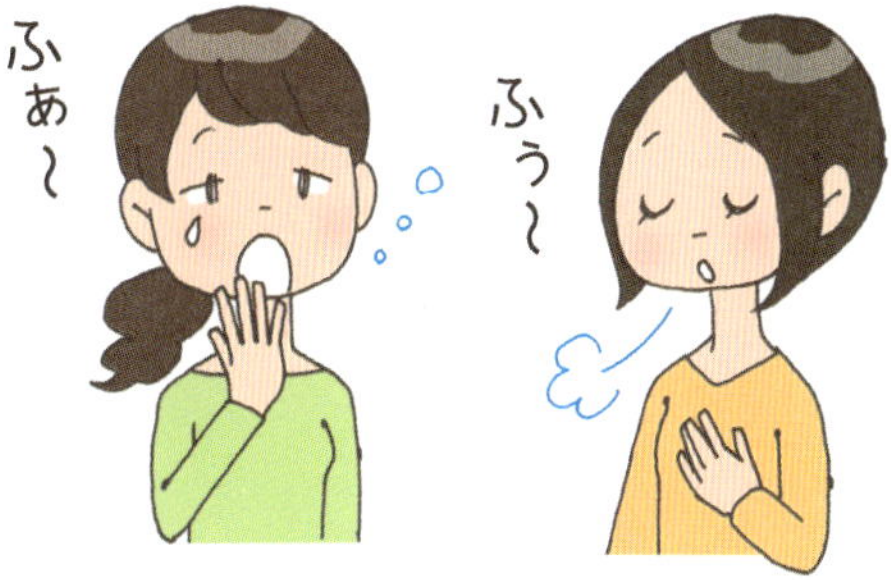

あくび、ため息の効能

1 体の中心から深い息を吐く
（腹式呼吸を自然に行っている）

▽

血流を促す

2 副交感神経が優位になる

▽

リラックス効果がある

血流をよくすれば、全身にたっぷり酸素が運ばれる

血流が悪いとカラダに異常がおきる

「酸欠」を解消するために、呼吸の次に大切なのは、血流をよくすることです。

なぜなら1章でお話したように、息を吸い込んで取り込んだ酸素は、血液中の赤血球の中に拡散し、ヘモグロビンというたんぱく質とくっついて、全身に運ばれるからです。

血流が悪いと酸素が全身に行き渡らず、カラダにさまざまな異常がおきます。肩こり、冷え症、頭痛といった症状から生活習慣病、さらには動脈硬化による心筋梗塞や脳梗塞といった病気を引きおこし、生命をおびやかすことにもなりかねません。

血流が悪くなる原因としては、①血液に問題がある場合と、②血管が細くなっている場合があります。

酸素はヘモグロビン（赤血球）に助けられ全身に運ばれる

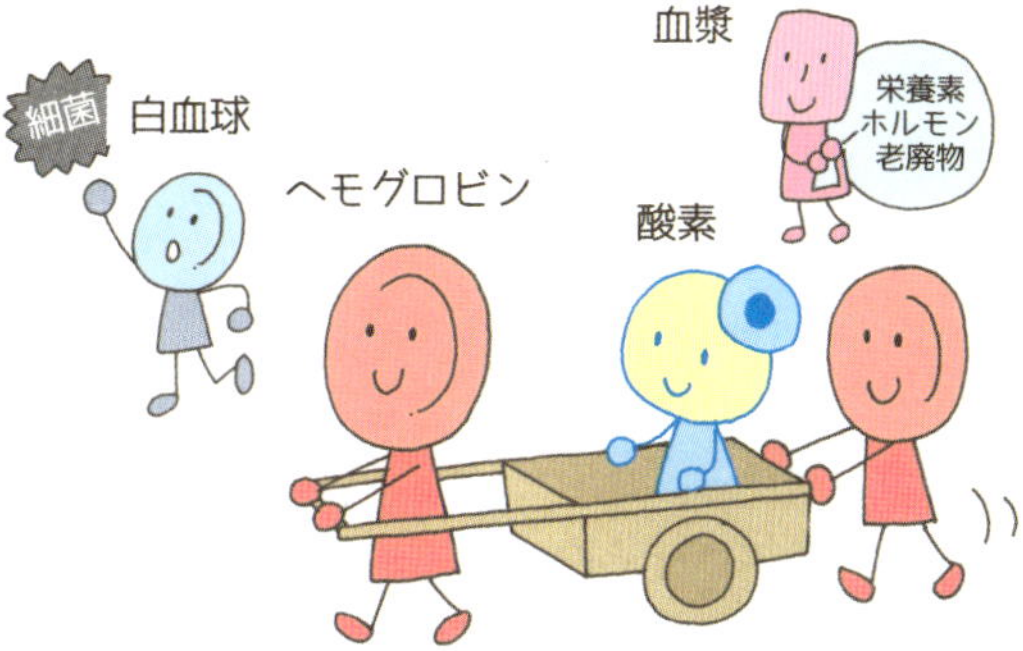

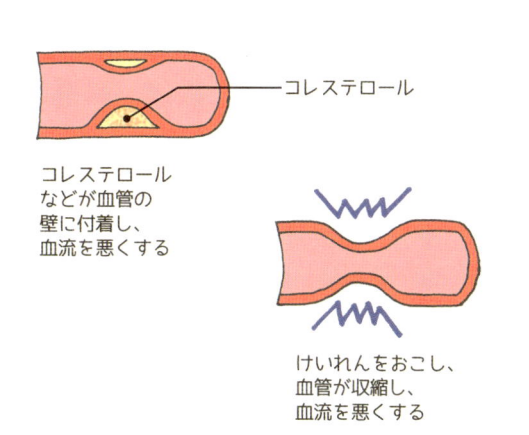

血流が悪い血管

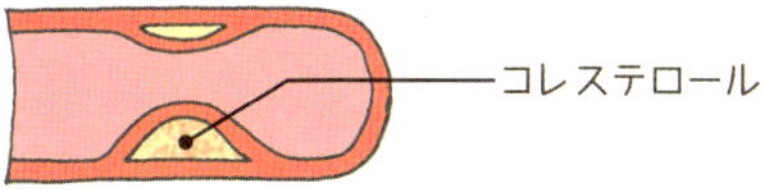

コレステロールなどが血管の壁に付着し、血流を悪くする

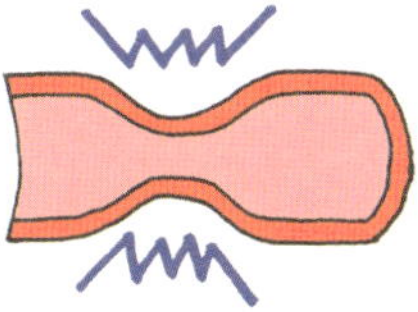

けいれんをおこし、血管が収縮し、血流を悪くする

まず、①血液に問題がある場合というのは、糖分や脂肪の多いものを食べ過ぎて、血液中のコレステロールや中性脂肪が増えて血液の粘度が高まり、俗にいう「ドロドロ血」になっているときです。この状態が続くと、コレステロールなどが血管の壁に付着して血管を狭くし、②の、血管が細くなっている状態になり、さらに流れが悪くなります。

次に②血管が細くなってしまう理由は、今あげた理由で、血管の壁が厚くなってしまった場合と、ストレスや筋肉のこわばりなどで、血管が収縮して狭くなった場合で、いずれも酸素が届きずらくなるのです。20〜40代の血行不良は、大半は血管が収縮していることが原因でおこっています。

ゆっくりと入浴やマッサージも効果的

血流をよくするためには、日常生活でのちょっとした行動に気を配ってほしいのです。

まずは湯船につかること。忙しくてシャワーだけですませる人も多いようですが、1日の終わりに、ゆったりお風呂に入って温まることで、物理的に血液の流れをよくするだけでなく、

お風呂とマッサージでリラックス

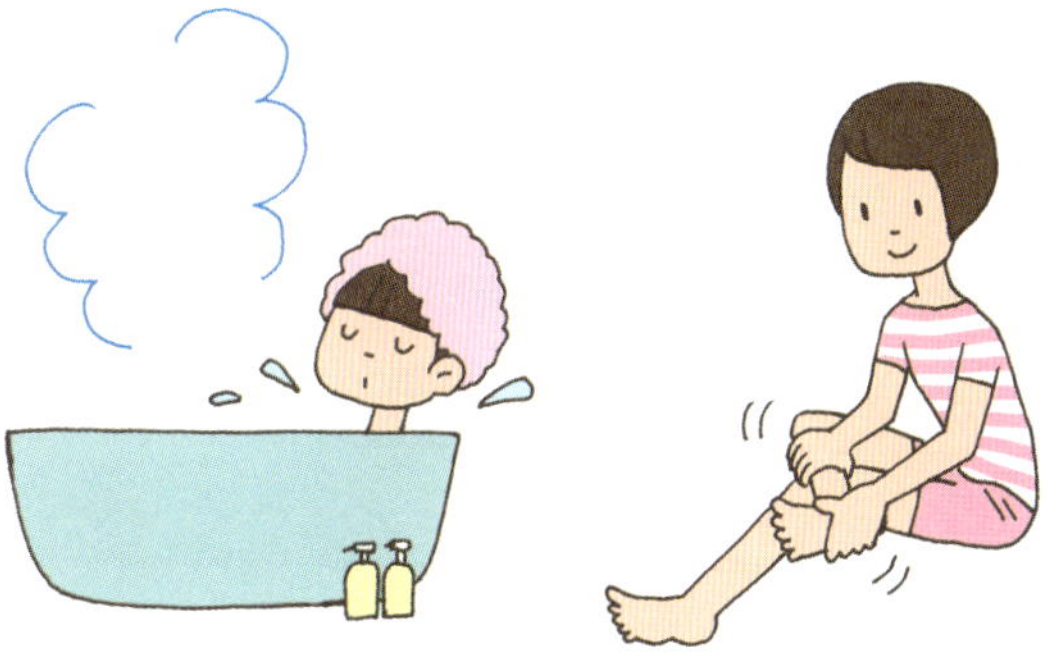

副交感神経を活発にさせ、リラックスして血管を拡張します。

次に、**簡単なマッサージを行うこと。**皮膚を触って、心臓に向かって軽くなでるだけでもいいのです。

とくに、手先や足先などは、自分で思っている以上に、筋肉がこわばったり冷えたりしているものです。

やさしくマッサージしてあげれば、血流だけでなく、リンパの流れもよくして、代謝を高めて老廃物をカラダの外に出し、元気なカラダを取り戻すことができます。

胃、腸の働きをよくすることも酸欠解消に

自律神経の活性化は、体内に酸素を運ぶ

次に、酸素不足の大きな原因である、内臓、とくに胃腸の不調についてお話ししましょう。

「なんで胃腸が〝酸欠〟と関係あるの？」と、思うかもしれませんね。

でも、胃腸の調子は、カラダの酸素の供給量に大きな影響を及ぼします。

「重大な仕事を前にすると、胃がキリキリ痛む」

「緊張することが続くと、お腹がゴロゴロする」

という経験がある方も少なからずおられるでしょう。

ストレスを感じると、真っ先に、胃腸の状態が悪くなるのは、悩みや気になることがあると、自律神経が乱れるからです。

便秘の原因は腸の運動が低下 血流が悪くなったため

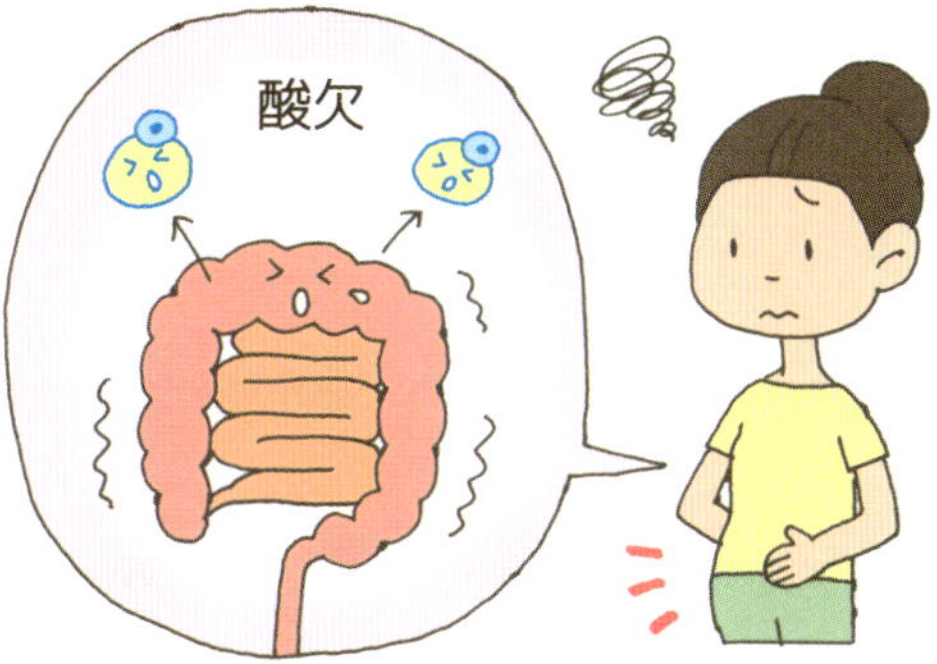

そして、自律神経の影響を最も大きく受ける内臓である、胃と腸が直接ダメージを受けてしまいます。

ですから、**自律神経が乱れると、まず、胃腸に影響が及ぶのです。**

でもこれは、逆に言うと、胃腸の働きを活発にすれば、動きをコントロールしている自律神経も、あわせて活性化するということです。

一般的には、内臓の働きは自律神経に左右されるため、自分でできることは「胃薬を飲む」くらいしかないと考えられています。

でも、人間の大人の腸の面積は、広げるとテニスコート1面分もあると言われており、胃と腸をあわせると、内臓の中でも最も大きな部分になります。

そこで、このあとでご紹介する、お腹のマッサージや運動で揺らすなどして、外側から刺激して、その働きを促しましょう。

自律神経は、血液を滞《とどこお》りなく流す働きもしていますから、活性化すれば、当然、血流もよくなります。

すると、そのなめらかになった**血流に**のって、**酸素が全身にしっかり送られるのです。**

便秘が酸欠を招く！

胃腸の働きが衰《おとろ》えたことを示す、代表的な症状の一つに、便秘があります。

近年では、女性だけでなく男性の間にも、便秘に苦しむ人が増えていることをご存知でしょうか。

「数日出なくて当たり前」

「あまり、気にしたことがない」

という人が、少なくありませんが、実は便秘は、さまざまな角度から、私たちのカラダを酸欠に陥らせてしまうのです。

便秘とは、腸の内容物を移動させるた

めの、ぜん動運動が低下し、便をうまく排泄できなくなっている状態です。

なぜ、ぜん動運動が衰えてしまうのかというと、これも自律神経の乱れが深く関係しているからです。

もともと、腸のぜん動運動は、副交感神経が優位なときに活発になりますので、交感神経が過剰になると、緊張が続いた腸の働きが鈍り、便秘になってしまいます。

便秘が続くと、自律神経のバランスが乱れ、血流も悪化して酸欠状態に陥ります。

便秘が「酸欠」を招く、もう一つの理由があります。

それは、便秘が続くと、血液の状態が悪くなるからです。

腸内の悪玉菌が増えると、悪化した腸内環境で生み出された、有害物質が血液に紛れ込み、血が汚れます。

そんな状態では、酸素や栄養をきちんと運ぶことができませんし、細い末梢《まっしょう》血管の中を通ることもできません。

そして、じわじわと、カラダの中で酸欠状態が進んでしまうのです。

カラダを動かして、酸欠解消！

運動は酸素を取り込む力をアップさせる

呼吸と血流をよくすること以外に、「酸欠」状態を改善するのに大切なのは、運動をすることです。

私たちは、じっと座っているときよりも、歩いたり、走ったり、また、ボールを追いかけたり踊ったりしているときのほうが、より多くの酸素を必要とします。

スポーツの種類にもよりますが、カラダは動かないでいるときの、5〜10倍の酸素を要求すると言われています。

カラダを動かすと、そのときの酸素摂取量が増えるだけではありません。継続して行うことで、酸素をより多く取り込む力が高まるのです。

人間は、呼吸で取り入れた酸素を利用して、糖や脂肪を分解して、運動エネルギーを獲得します。

最大酸素摂取量をアップする

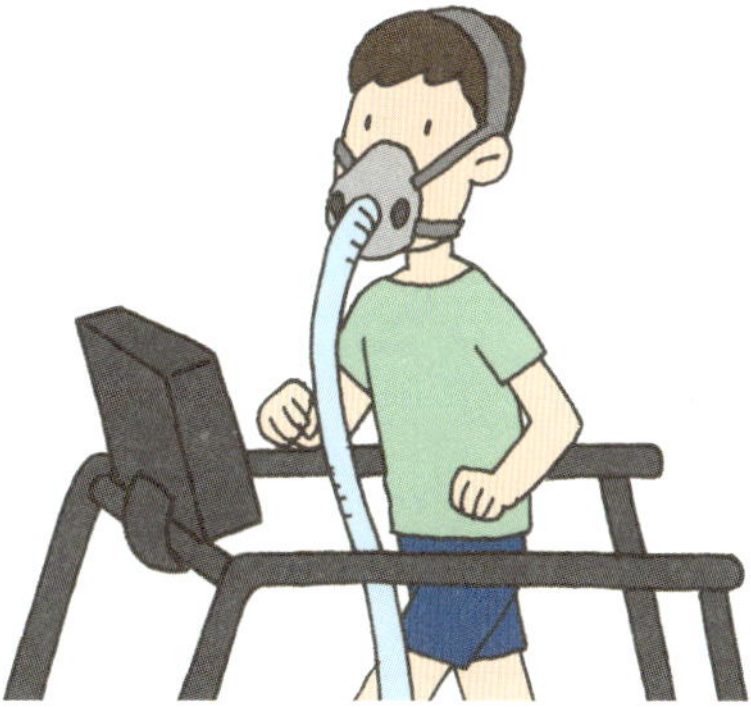

トレッドミルで最大酸素摂取量を測る

私たちは、止まっている状態から、カラダを動かし始めると、少しずつ、取り入れる酸素の量が増えていきます。

たとえば、自転車をこぎ始めて、坂道を少しずつ登っていくとしたら、こげばこぐほど、息が荒くなってきます。そして、**「もう、これ以上は動けない」という限界に達します。そのとき1分間に、どれだけ酸素を取り込むことができるかを調べたものを「最大酸素摂取量」と言います。**

この「最大酸素摂取量」は、運動を継続することで増加し、カラダに酸素を取り込む力をアップさせてくれるのです。

「最大酸素摂取量」は、マラソン選手など、全身持久力を必要とする競技者が、高い値を保つことから、体力、持久力の指標として使われています。

有酸素運動が効果的

「最大酸素摂取量」をアップする運動は、筋力トレーニングや、短距離走などの瞬間的に強い力が必要な「無酸素運動」よりも、**ウォーキング、ジョギング、水泳などの、継続的で比較的弱い力が筋肉にかかり続ける「有酸素運動」がふさわしいと言えます。**

有酸素運動は種類も豊富で、負荷が軽いので、カラダへの負担も少なく、自分のレベルにあった運動を選ぶことができます。

私はこの運動として**「縄とび」をおすすめします。**家の中や狭い場所で行うとしたら、ジャンプをするだけでもかまいません。この詳しい方法は次章で解説しますので参照ください。

ただし、有酸素運動でも、がんばりすぎて呼吸が浅くなると、酸素が不足し、脂肪も燃えにくくなりますので、ほどほどにしておきましょう。

■ウォーキング、ジョギングなどは酸素をカラダに取り込む力をアップさせる

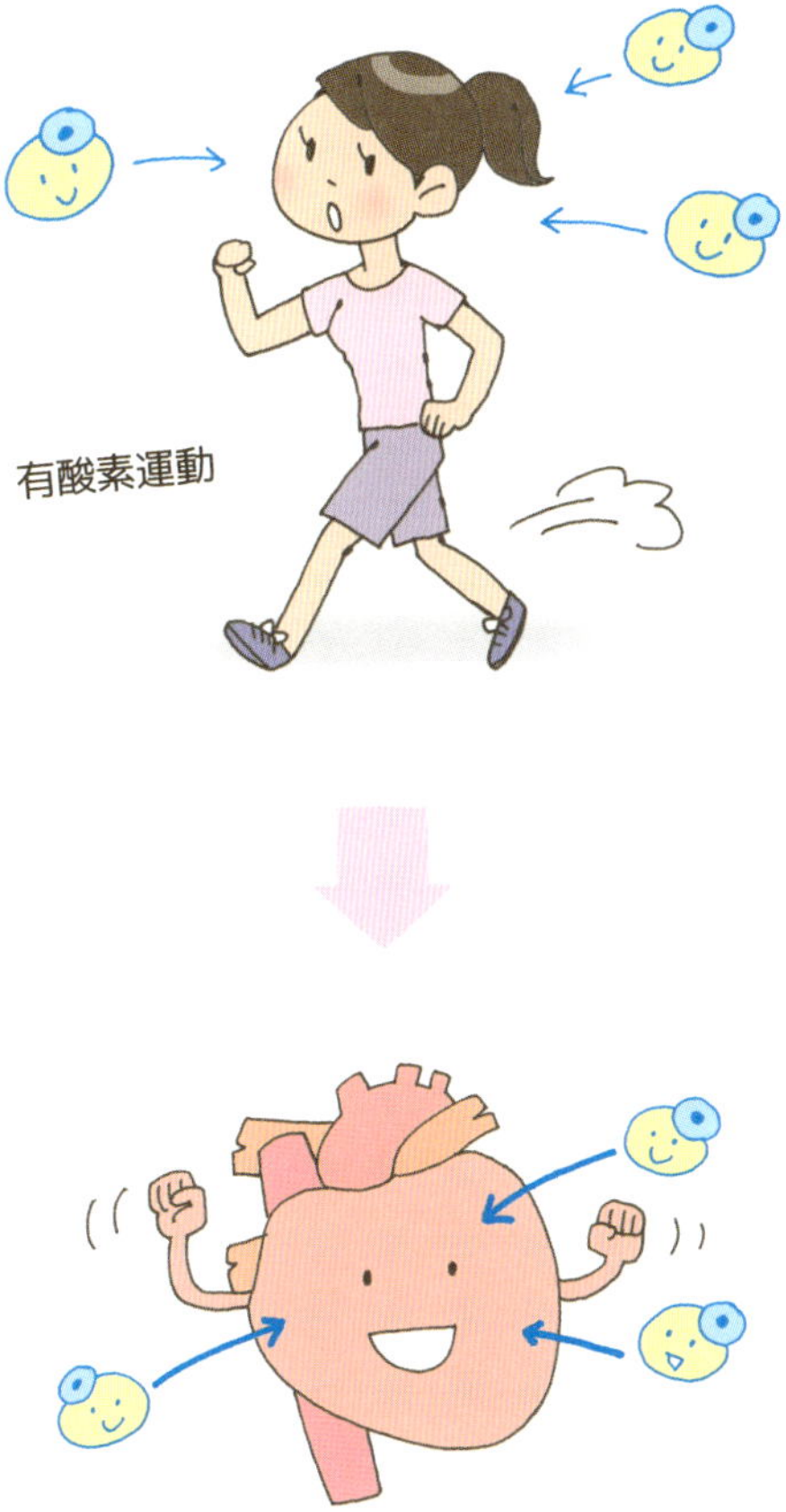

COLUM

酸素でも活性酸素には功罪がある

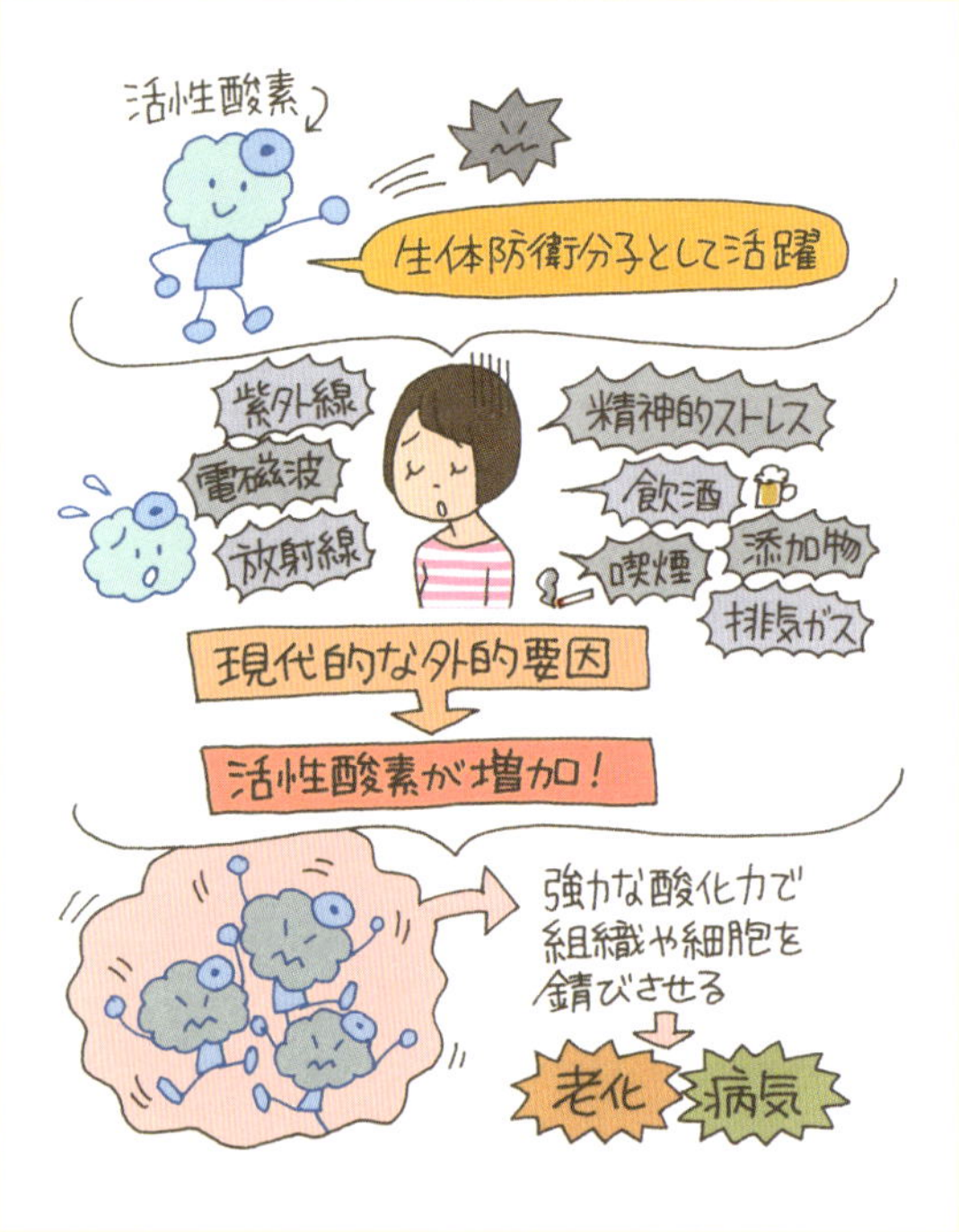

酸素の一種である「活性酸素」と聞くと、病気や老化の原因として、目の敵《かたき》にされがちです。しかし、この活性酸素はもともと、体内に侵入した細菌などを殺し、肝臓で有害物質を解毒するなど、異物を退治してくれる生体防衛反応として産出されるもので一概に悪者とはいえないのです。酸素にもいろいろあるのです。

第3章

弱ったカラダを元気にする 1分でできる今野式運動法

今野式運動法
1

正しい呼吸法を知る

酸欠の原因を解消する

「最近、やせにくくなった…」「疲れやすくて、いつもだるい」「集中力がなくて、物忘れがひどい」などの、弱ったカラダは、酸欠が大きな原因だということをご説明してきました。また、酸素不足のカラダを、そのまま放置しておくと、重大な病気を引き起こす可能性もあることもお話しました。

酸欠になってしまう主な原因は、簡単に言うと、**間違った呼吸法、血流の流れが悪い、そして運動不足の3つ**でした。

さあそれでは、いよいよ、どうすれば手軽に、自分の力で酸欠を解消できるのか、そして、毎日元気でハツラツと、年齢を重ねれば重ねるほど「若々しいね！」と言われるようになるのか。具体的な基本運動をご紹介していきましょう。

酸素不足の原因を知って、解消法にトライしよう！

1 間違っていた呼吸法

吸っているようで酸素を吸っていなかった現代人の呼吸法。１呼吸が450～500ccだったのが、今では４～５分の1に減ってしまった。

▶**正しい呼吸法を学ぶ** ⇒60p～63p

2 血流が悪い

筋肉の衰えと内臓のこわばりで、血流が悪くなり酸素が全身に行き渡らない。

▶**内臓に汗をかかせよう** ⇒66p～70p

3 運動不足

便利すぎる現代生活がもたらす弊害。継続できる有酸素運動運動をする。

▶**有酸素運動の効果** ⇒70p～73p

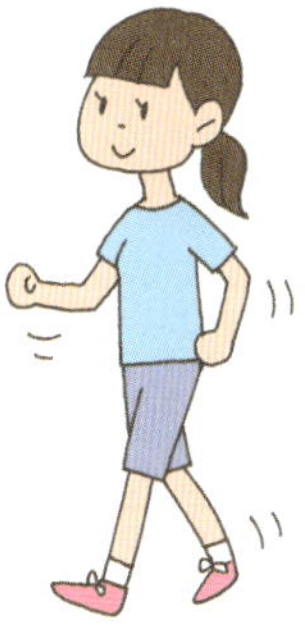

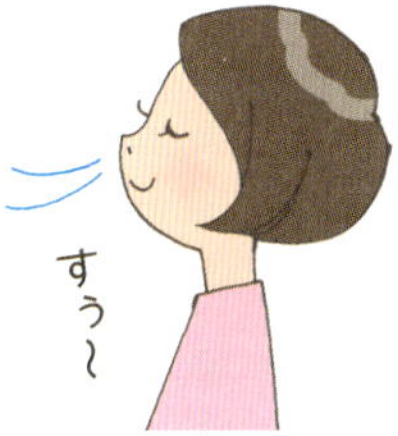

正しい呼吸法で体質改善

「深呼吸」をしようとすると、ほとんどの人が、まず息を思いっきり吸い込もうとします。しかし、今、肺に残っている古い空気を吐きださなければ、肺にいっぱい吸い込むことはできません。

正しい呼吸のやり方は、まず、息を吐ききること。それから、たっぷり吸い込みましょう。

もう一つ、大事なポイントは、**息を吐くときゆっくり6秒以上かけることです。**

なぜなら、筋肉を構成する筋線維が力を発揮できるのは5秒ぐらいで、それ以上経過するとほかの筋線維と入れ替わってしまいます。

そこで、息を6秒以上ゆっくりと吐き続けることで筋線維は本数を増やして耐えようとするのです。これが効率よく呼吸筋を鍛える方法です。

呼吸筋を強くできれば、自然と深呼吸が可能になり、酸素を十分に体内に取り込めます。

そして先に申しあげたように、**必ず「鼻から」吸い込み**、口から息を吐きだしてください。

正しい呼吸法（深呼吸）

❶ **フッと軽く息を吐く**
横隔膜が少し上がる。

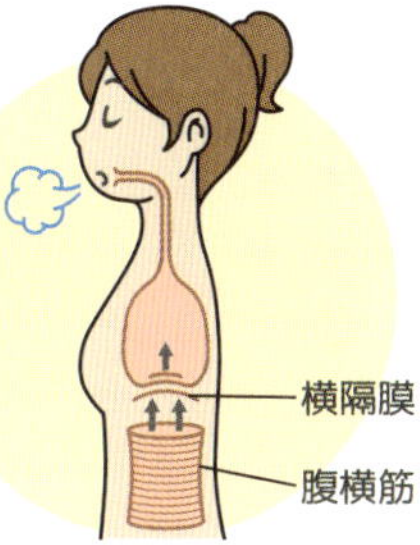

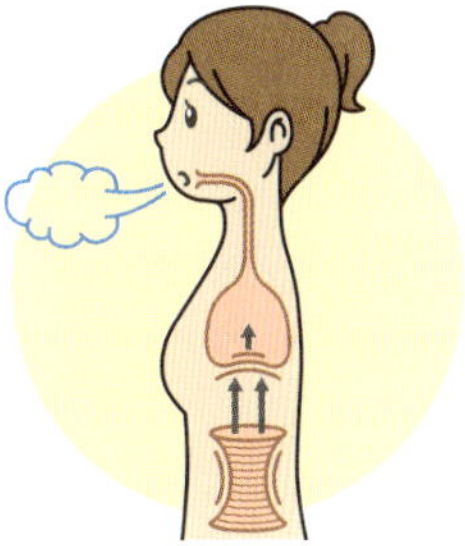

❷ **さらにフーッと深く息を吐く**
腹横筋が萎縮して横隔膜がさらに上がる。

❸ **鼻から息を吸う**
横隔膜が下がる。

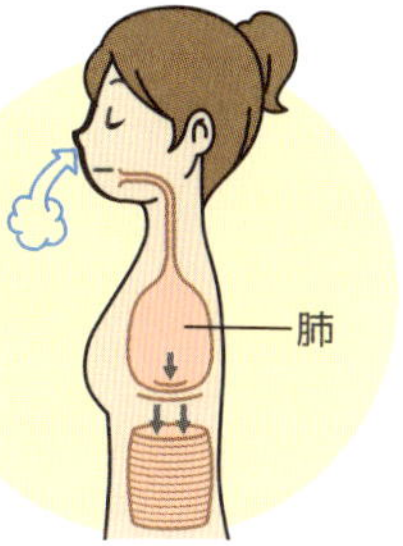

●①～②で6秒以上かけてゆっくり息を吐きます。

呼吸をするなら、肺を全部使おう

呼吸をするときは、胸で呼吸をする**「胸式（肺式）呼吸」**と、お腹がふくらむ**「腹式（横隔膜）呼吸」**と、どっちがいいの？と、よくたずねられます。

ですが、人間のカラダの構造上、肺には空気が入りますが、お腹には空気は入りません。正確に言うと、**肺にたっぷり空気を入れることで、横隔膜が押し下げられて内臓を押す**ので、お腹がふくらむのです。

人は通常、腹式呼吸と胸式呼吸をおよそ6対4の割合で使い分けています。

深い呼吸をするときは、お腹をふくらませたりへこませたりすることを意識するというより、**横隔膜が大きく上下することを意識するとよいでしょう。**

また、肺というのは、皆さんが考えているよりも、もっとずっと大きくふくらみます。胸の上や脇、背中まで空気が入ると考えてふくらませるようにすると、思った以上に空気を取り込むことができます。

つまり、2つの呼吸法をうまく使い分けることでよりレベルが高い呼吸法ができるということです。

胸式呼吸と腹式呼吸の違い

❶ 胸式呼吸
息を吸うと、肺を覆っている肋骨が広がり、肺が横に広がる。このとき、胸や肩や首の筋肉を使うので、肩が上がります。

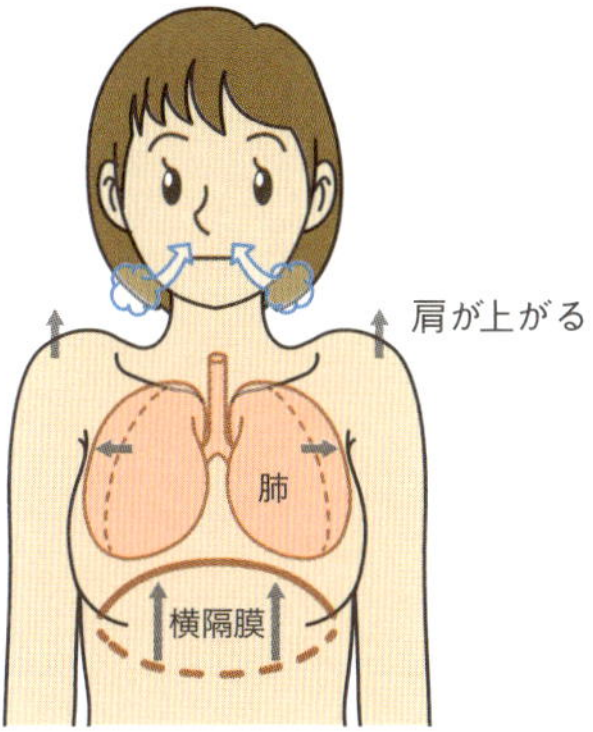

＊一気に酸素を吸い込む場合

❷ 腹式呼吸
息を吸うと、肺の下にある横隔膜が下がり、肺の下方に空気が入ってお腹がふくらみます。

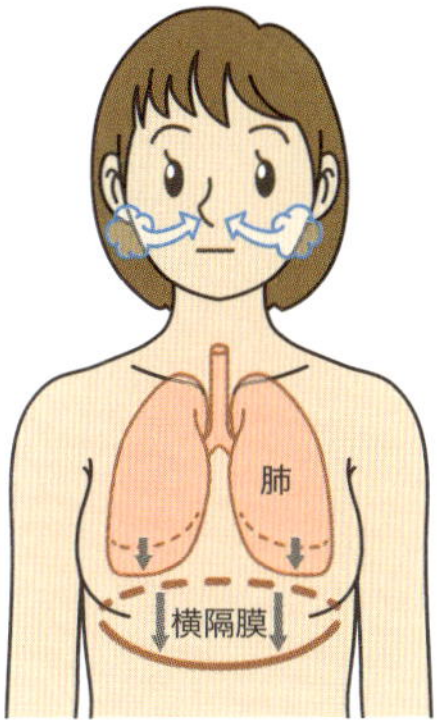

＊ゆっくりと酸素を取り込む場合

Point
お腹をふくらませたり、へこませたりするのでなく、横隔膜を上下することを意識する。

今野式運動法

2

1日1分、これだけでよくなる今野式運動法

呼吸力を鍛えるペットボトル呼吸法

深呼吸をバージョンアップさせ、より効率よく酸素を取り込める肺をつくるのが、今野式ペットボトル呼吸法です。

1 飲み終わって空《から》にした、市販の500ミリリットルサイズのペットボトルを用意します。

2 ペットボトルの底に、直径1・5～2ミリ程度の穴を、3カ所開けます。このとき、穴の位置は、それぞれ離してください。

3 ペットボトルの飲み口をくわえたら、鼻から深く息を吸い込み、**6秒以上かけて、ゆっくり口から吐きだします。**1呼吸でおよそ400ccから500ccが排出されます。

■ペットボトル呼吸法のやり方

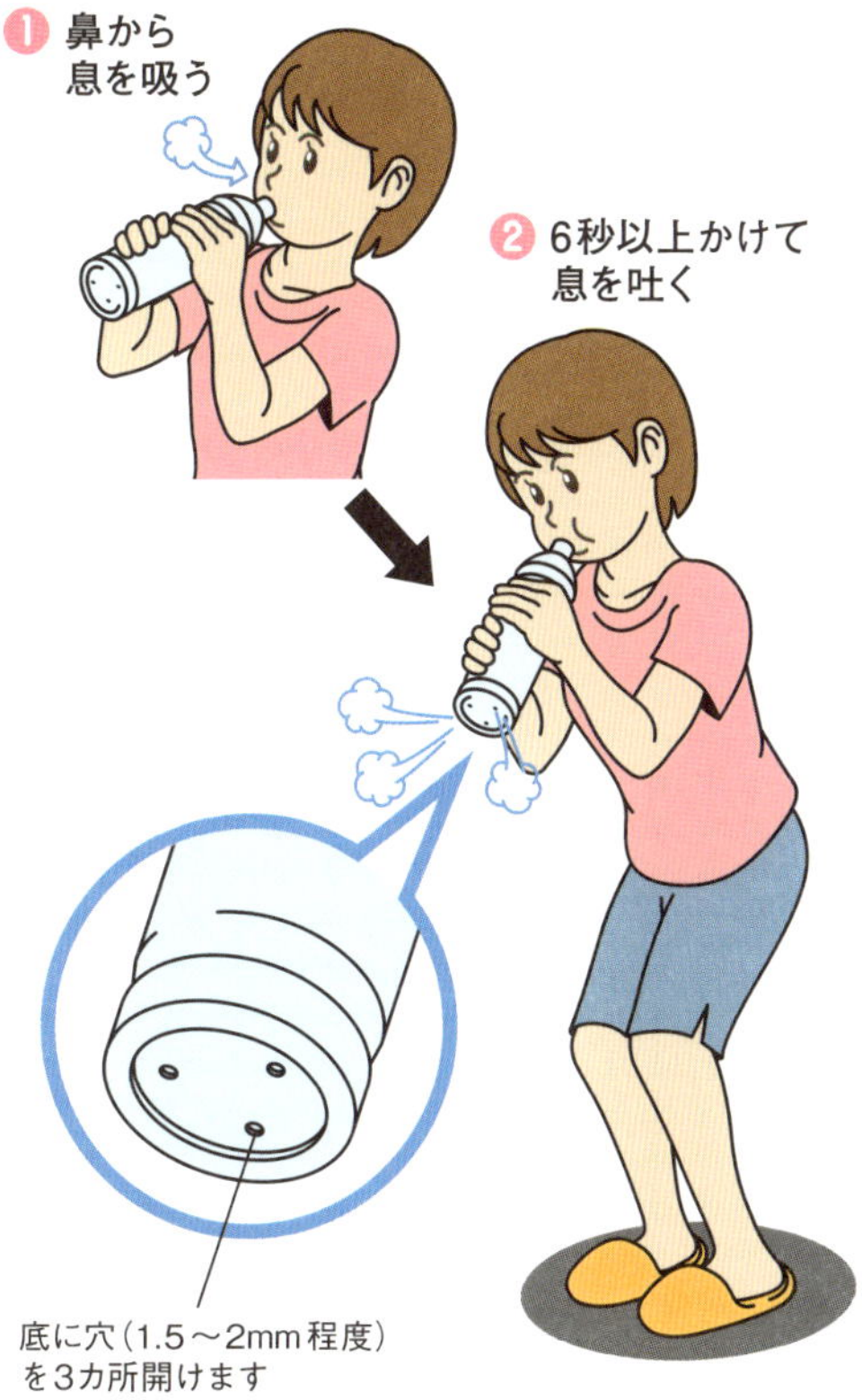
❶ 鼻から
息を吸う
❷ 6秒以上かけて
息を吐く
底に穴（1.5～2mm程度）
を3カ所開けます

● ・最初は10回を目安で、できる回数から無理なく始め、慣れてきたら、回数を増やしましょう。
・3カ所の穴でできるようになったら、1カ所、2カ所と穴をふさぎレベルアップしましょう。

内臓に汗をかかせるジャンプ法

内臓、とくに胃腸を揺らして刺激を与えることを、私は「内臓に汗をかかせる」と言っています。

内臓に汗をかかせるために、最も効果的な運動がジャンプです。

ジャンプは、有酸素運動ですから、「最大酸素摂取量」を高め、酸素をたっぷりと取り込めるカラダをつくります。

ジャンプといっても、高く飛び上がる必要はありません。床から足が数センチ浮く程度で十分です。もしくは、つま先は床につけたまま、かかとだけ上下させてジャンプする方法でも構いません。

こうすれば、音や振動が床に響く心配もないでしょう。

ジャンプは、部屋の中でも、オフィスのトイレでも、そして電車やバスの待ち時間でもできます。とても手軽な運動ですが、自分の体重の約6倍の負荷がカラダにかかるので、短時間で効率よく運動効果が得られる優れものです。

そのうえ内臓まで揺らすことができ、内臓を鍛えることができるのですから、ぜひ、毎日1分は実践してほしい運動です。

内臓に汗をかかせるジャンプ法

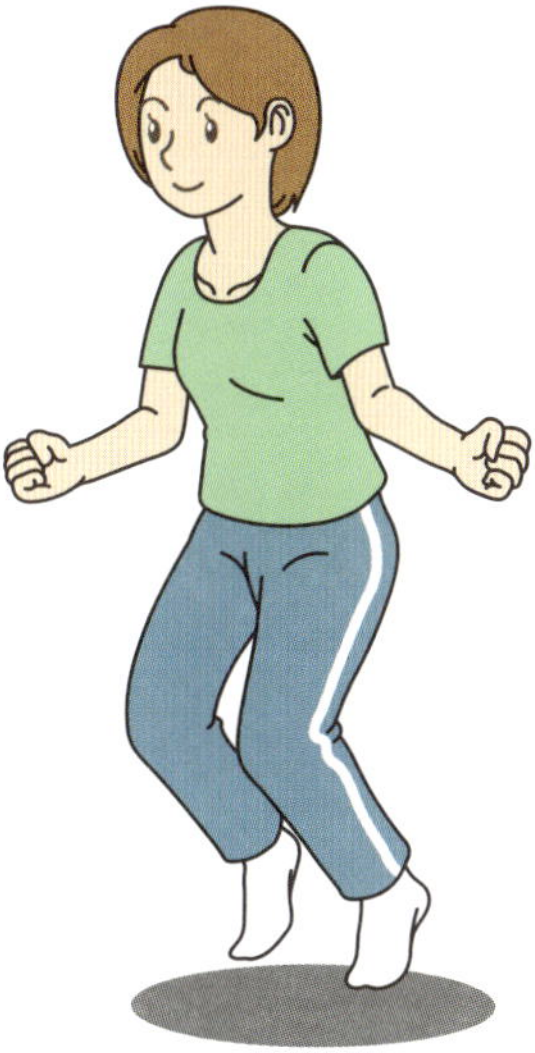

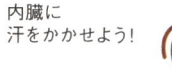

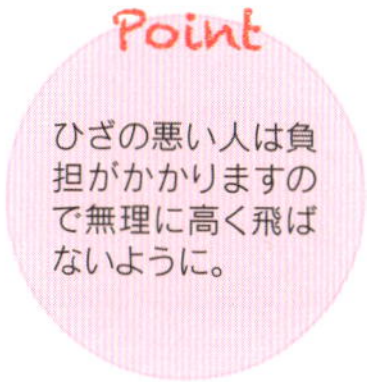

Point
ひざの悪い人は負担がかかりますので無理に高く飛ばないように。

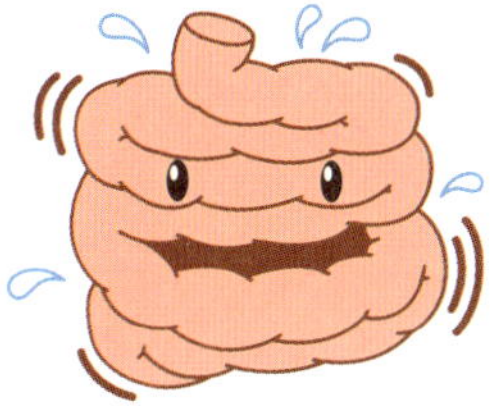

●ジャンプの回数はできる回数から始めてください。気づいたときにこまめにジャンプしていれば、1日トータル300回くらいはすぐ達成できます。

硬い胃腸をもみほぐす「お腹もみ」

気づくとつい、ねこ背になってしまいがちな現代人は、自分で内臓を圧迫していています。すると、押し付けられてばかりいる胃腸は硬くこわばり、働きが衰えてしまいます。そんな疲れた胃腸を、カラダの外側から刺激して、やさしくほぐしてくれるのが「お腹もみ」です。ペットボトル呼吸法やジャンプのあとに行うと効果的です。

マッサージすることで、胃腸の機能をアップし、血流を促してカラダ中に酸素を行き渡らせます。

さらに、胃腸の働きが活発になることで、便秘も解消。より酸素不足を解消しやすいカラダに変わります。

「お腹もみ」は、あお向けになり、両ひざを立てて行います。また、トイレに入ったときなど、座りながら行ってもいいでしょう。

男性は、自分のお腹を触って硬いと「腹筋がある」とかんちがいする人がいますが、触って硬く感じたり、痛みを感じる場所があったりするようだと、内臓がかなり疲れている証拠ですので要注意です。

お腹のもみ方

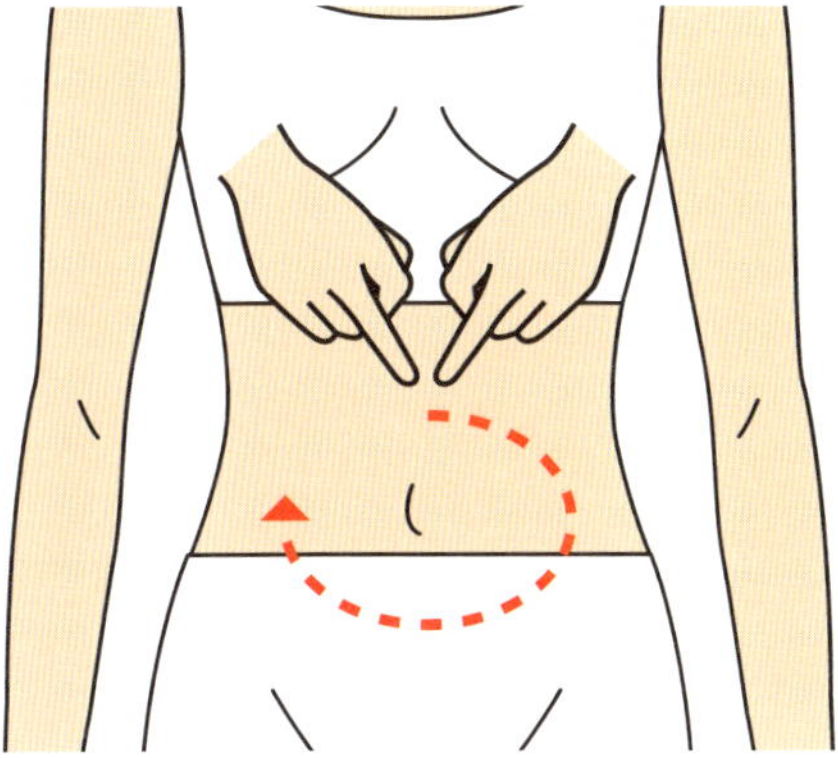

❶両手の指先を合わせ、おへそを中心に時計まわりに円を描くように6カ所押していきます。

❷１カ所３秒間ほど押して、１回に３周行います。

❸押すときに口から息を「フーッ」とは吐きながら行うとよいでしょう。

Point

食後は胃腸が活発に動いているのでさけるように。

今野式運動法
3

かんたんに下半身を強化する方法

歩き方に負荷をかけてみる

「酸欠」状態を改善し、エネルギーを生み出せるカラダになり、疲れや病気を寄せつけないようになるために、かんたんにまだまだ、できることはあります。

運動やエクササイズは続けることに意味があります。

そのときだけはりきって、何十回もやっても、続けなければ「酸欠」体質は変わりません。

駅までの往復の道のりや、ちょっとショッピングに行くとき、そして、犬の散歩のついででもいいのです。歩き方に負荷をかけ、もっともっと酸素を取り込めるカラダにする方法があります。

それは、早歩きや大股歩きなど歩き方に変化をつけることです。とくにダンベルを持ったり、特別なシューズをはいたりする必要はありません。かんたんにできることですから、ぜひ試してください。

大股早歩きをして、下半身を鍛える

普段より歩幅を1・5~2倍くらいにして、背筋をスッと伸ばして大胆に歩いてみましょう。このとき、足はかかとからしっかりと着地すると、足の裏全体を使ってバランスを保つことができ、歩きやすいでしょう。

大股で大きく踏み込むと、ふくらはぎと、普段あまり使わない、もも裏などの足の裏側の筋肉も使いますから、運動効果が格段にアップして、効率よく酸素を取り込めるカラダになります。

また、早歩きも同様です。どうせなら、「大股早歩き」をしてみましょう。

買物をして荷物があるなら、それをウエイトと見なして、持ちながら大股で歩くという方法もあります。

ただしこの場合は、両手の重さがバランスよくなるよう、荷物を分けて持つこと。または、リュックなどに入れて、背中にしょってしまうのもいいでしょう。

さらに、「後ろ歩き」も効果バツグンです。（76ページ参照）

もも上げ運動も効果的

ジャンプはひざにかかる負担が大きいという方におすすめなのが、もも上げ運動です。

もも上げ運動をすると、背骨と両方のももをつなぐ、大腰筋《だいようきん》が動きます。すると、胃と腸が下から押し上げられて刺激され、ジャンプと同様に、内臓に汗をかくことができます。

また、太ももは大腿四頭筋《だいたいしとうきん》やハムストリングなど筋肉量の多い部位であり、多くの毛細血管が密集している血流の要所です。そこで、**太ももの筋肉がポンプの働きをして、血液を心臓に送り返しているのです。ふくらはぎ同様に第2の心臓といわれる所以《ゆえん》です。**

太ももの筋肉が衰えると、血流が悪くなりカラダの不調を招きます。

もも上げをするときに、バランスをくずしてしまう場合は、椅子の背につかまったり、壁に手をついたりして構いません。

できるだけひざを高く、胸に引きつけるようにしながら、カラダの正面に真っすぐ、そしてリズミカルに持ち上げるのがポイントです。

■もも上げ運動のやり方

❶ 真っすぐ背筋を伸ばして立ち、片方のひざ（太もも）を床と太ももが平行になるまで上げます。

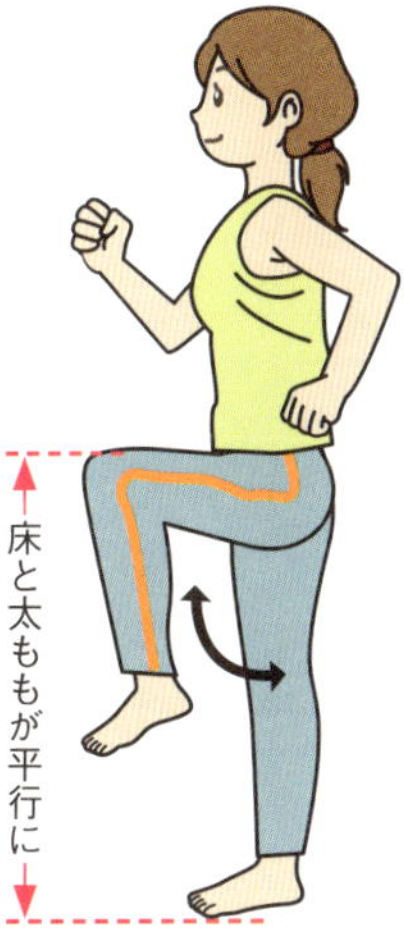

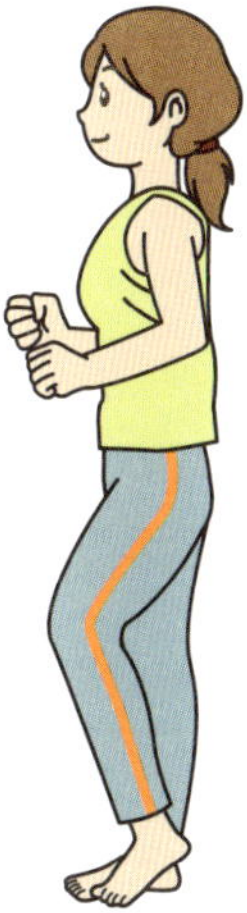

❷ つま先から足を下ろし、つま先が床に着くと同時に反対の足を上げます。

Point

リズミカルに30秒間程度、左右の足を交後にくり返す。

基礎代謝を上げるスクワット

もも上げ運動で物足りない人には、少し強度が高いスクワットに挑戦してください。

スクワットも同じように、ひざを曲げて上半身を上下に動かすことで、太ももやお尻の筋肉だけでなく、もも裏の筋肉や、インナーマッスルである大腰筋も使い、内臓を刺激し血流をよくします。

ただし、**スクワットは、足を深く曲げたときに、つま先より先にひざが出てしまうとひざを痛めますので注意してください。**

このスクワットは、最高の効率で基礎代謝を上げることができる運動ですが、太ももへの負荷が大きく、運動習慣のない人にはきついかもしれません。

できれば、ゆっくり腰を落とすと筋肉に強い刺激を与え、より効果が出ます。

しかし、足の筋力のない人、正しいフォームで行うのが難しい人は、無理をしないでください。

椅子の背にもたれつかまるなどして、行ってください。

スクワットのやり方

❶ 両足を肩幅に開き、背筋を伸ばして立つ。両腕は前に伸ばしても胸の前で交差させてもよいでしょう。

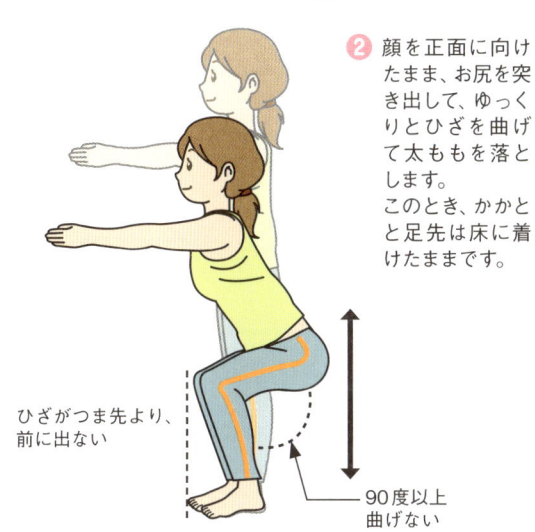

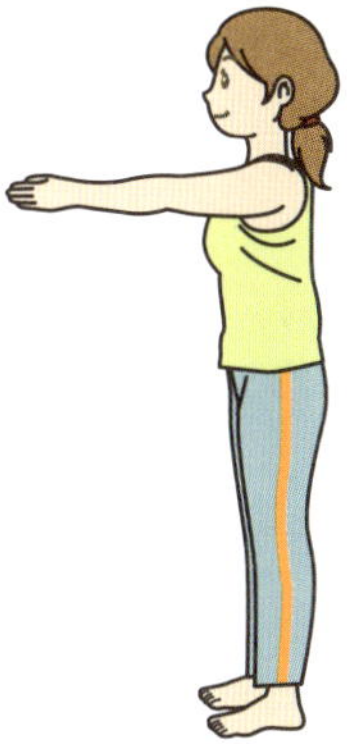

❷ 顔を正面に向けたまま、お尻を突き出して、ゆっくりとひざを曲げて太ももを落とします。
このとき、かかとと足先は床に着けたままです。

●①～②を行ってもとの①に戻る。これを5回繰り返します。

■もっと下半身を鍛えたい人は後ろ歩きを！

後ろ歩きは、かかとで地面をけって進みます。つま先は上を向き、足の裏全体で着地します。普段使わない太もも裏の大腿二頭筋などを使いますので、下半身の筋肉がバランスよく鍛えられます。1回、30～50メートルほどで試みてください。くれぐれも後方に注意をして歩いてください。

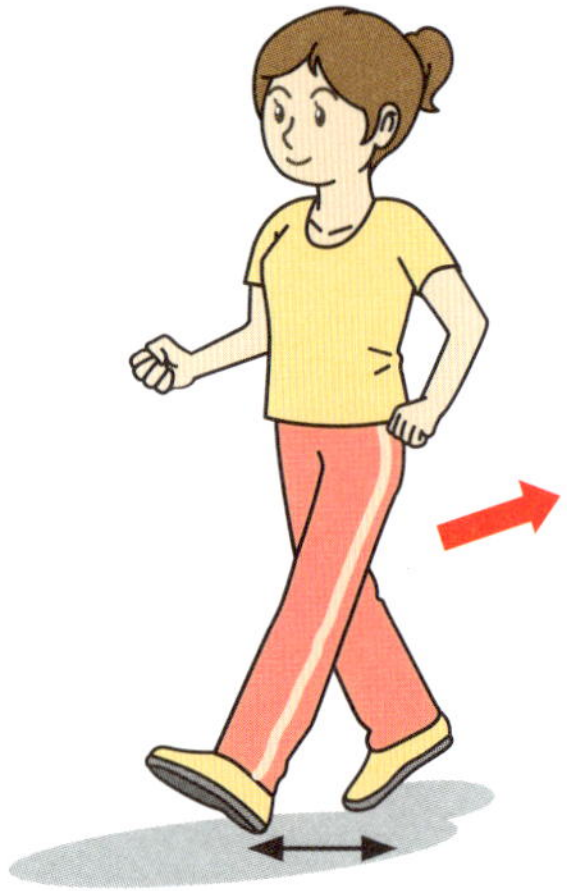
30～40センチの歩幅で

■太ももの主な筋肉

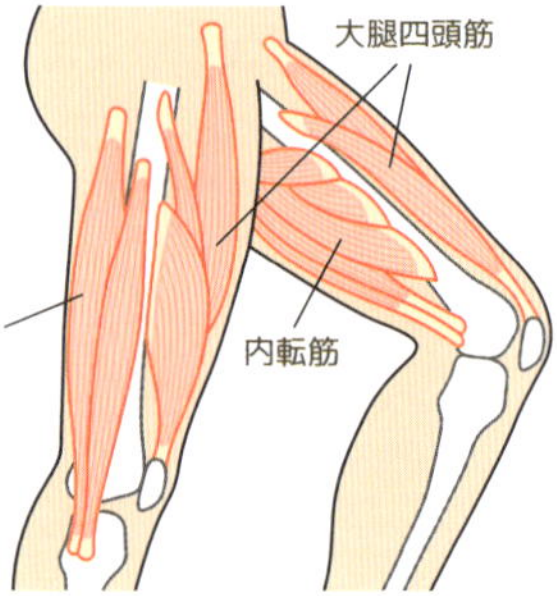

下半身を鍛える効果は！

1 カラダを正しい姿勢で支える

太ももの前側には大腿四頭筋、裏側にはハムストリングス（大腿二頭筋）などの大きい筋肉が集まっているので、下半身強化はカラダを正しい姿勢で支えます。

2 第2の心臓としての役割をして、血流を促す

太ももやふくらはぎの筋肉は収縮、弛緩をくり返して血液を心臓に戻し、血流を促します。

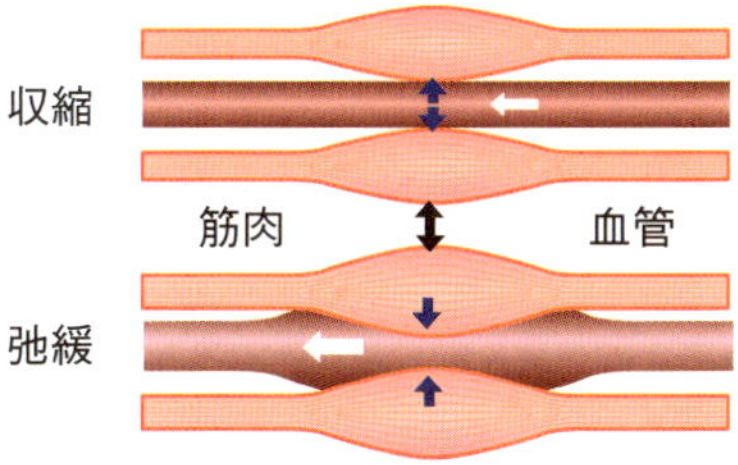

3 股関節痛や腰痛も改善する

大腿二頭筋や大腿四頭筋は股関節やひざ関節をまたいでいるため、太ももの強化は股関節痛や腰痛を改善します。

COLUM

ゴキブリ体操で酸素を取り込もう！

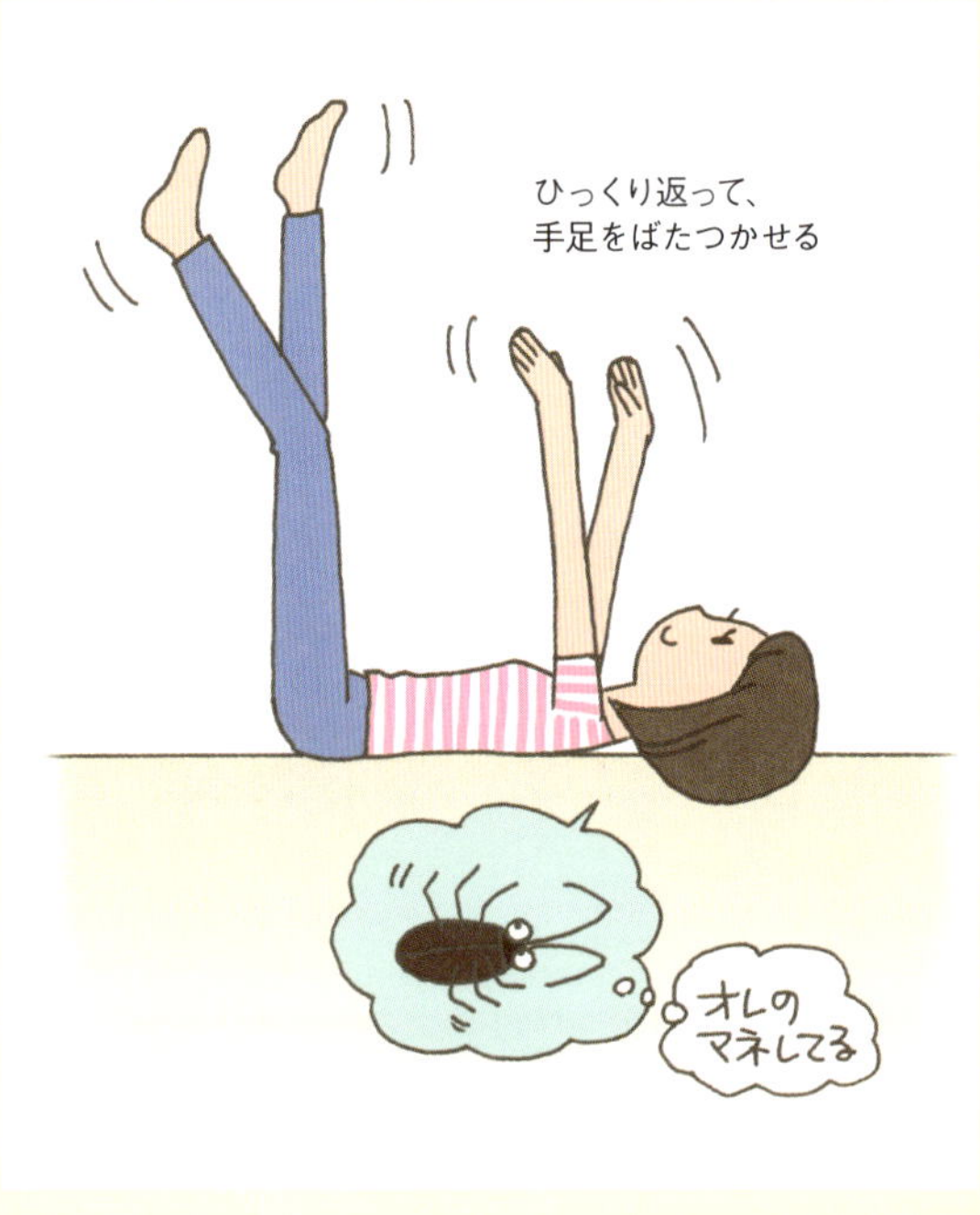
ひっくり返って、
手足をばたつかせる
オレの
マネしてる

あお向けになり、両手と両足を天井に向かって垂直に持ち上げ、ブルブル震わせる、通称「ゴキブリ体操」です。この体操は、手足を心臓より高く上げることで末端で滞りがちな血流の流れをよくします。また、お腹を動かすことで、内臓に汗をかかせます。

第4章

今野式即効メソッドで
カラダの不調もたちまち改善

当院に寄せられた悩みの中で多い症状をピックアップ。第3章の基本運動にタッピングやツボ押しなどをプラスすれば、より効果的で、改善も早まります。

Let's try!

視力回復

プラスPOINT

目のまわりの
タッピング、シェイクとマッサージ

シェイク法

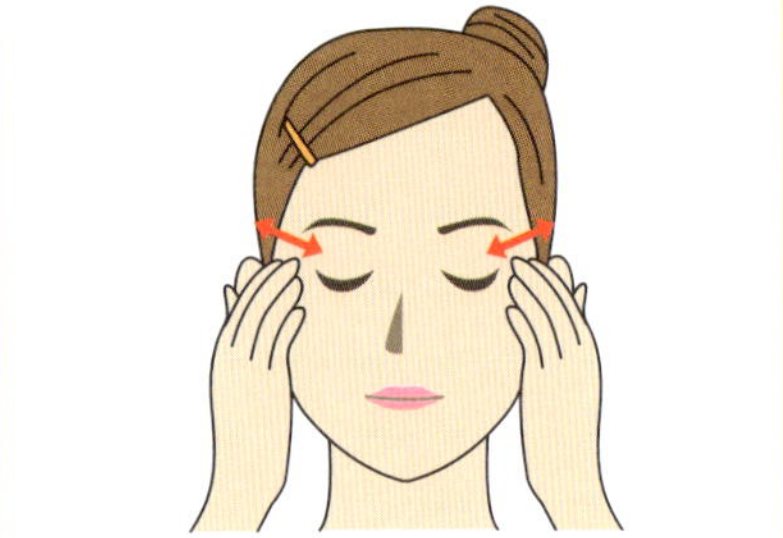

目のまわりのタッピング

タッピングとはリズミカルにトントンとたたく方法で、両手の人差し指から薬指までの3本を使います。「いた気持ちいい」と感じる程度の強さでたたいてください。

タッピングをすることで、血流がよくなり、目に栄養が行き渡るので、その場で視界が明るくなり、ショボショボと疲れていた目がスッキリするはずです。

また、目のまわりにある、視力回復に効果的なツボも、まんべんなく刺激できるので、相乗効果で視力を改善します。

■目のまわりのツボを刺激するタッピング法

１カ所につき５秒間ずつ、リズミカルにトントンたたいてタッピングします。たたくスピードは、ちょっと速めの１秒間に３回くらいです。２回くり返します。

❶ 眉毛のすぐ上の眉間からこめかみにかけてのライン。

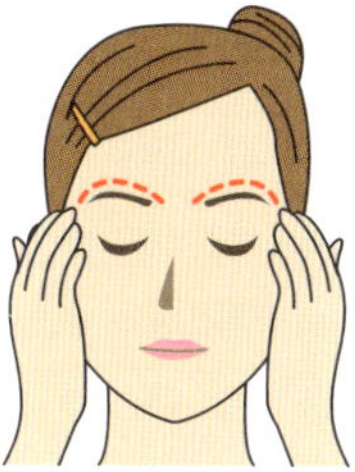

❷ 目の１センチ下の目頭から目尻にかけてのライン。

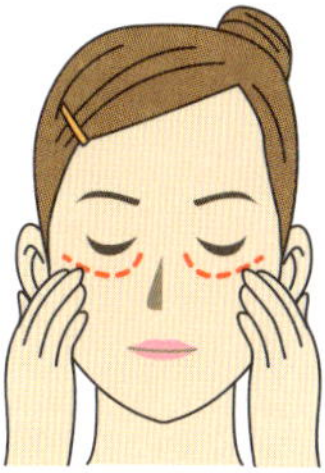

❸ こめかみから頭上に向かうライン。

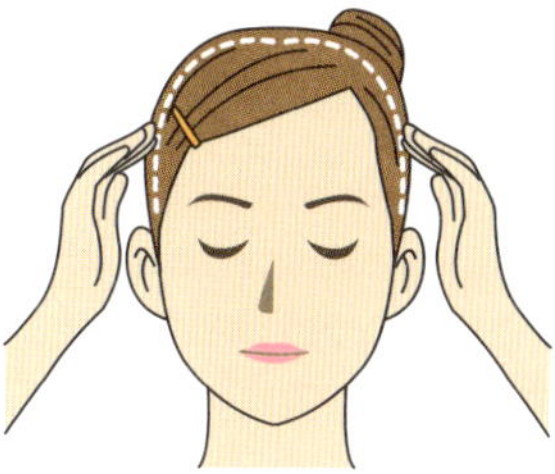

その他の部位のタッピング

カラダのタッピングは血流の流れを促し、目にも栄養を送り込みます。

余裕があったら、腕、足、爪もタッピングしましょう。お母さんが子どもを抱っこしたときに、トントンと軽くたたくと、子どもは安心して眠りにつきます。これは、優しくたたくことで、子どもの副交感神経が活発になり、リラックスするからです。ですから、カラダのタッピングは、そっと触れて気持ちいい程度の強さで行ってほしいのです。

❶腕のタッピング

手首からひじまでを、反対の手の側面を使い、腕の内側と外側をタッピング。

❷足のタッピング

くるぶしからひざまでを、手の側面を使い、足の内側と外側をタッピング。

❸爪のタッピング

爪のつけ根を、反対の手の親指と人差し指ではさむようにタッピング。

■腕・足・爪のタッピング法

❶腕のタッピング
往復10回タッピングします。腕の内側と外側とも行います。

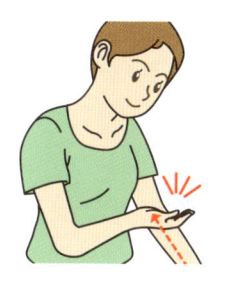

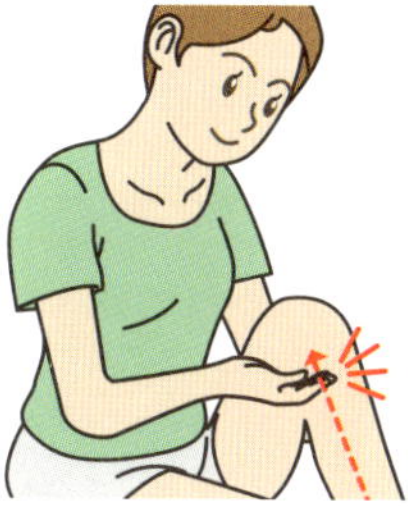

❷足のタッピング
往復10回タッピングします。足の内側と外側とも行います。

❸爪のタッピング
1本の指につき5回ずつ行います。両指とも行います。

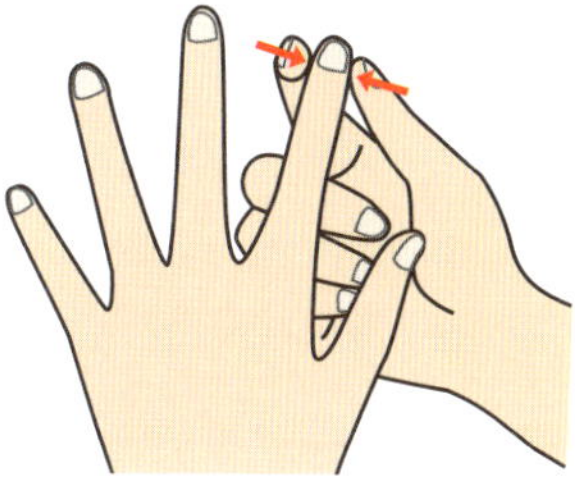

目のまわりのシェイク法

目をよくするために効果的な、もう一つのエクササイズがシェイク法です。

シェイクの方法は両手の人差し指から薬指までの3本の指を使い、皮膚に指をそっと押しあて、上下左右にプルプルプルと揺すります。

肌にシワがよるほど力を入れないように、それよりも内側にある、筋肉をほぐすように意識してみてください。シェイクすることで、皮膚、筋肉、血管の緊張をほぐし、副交感神経が活発になるため、血流が促され、脳や内臓も活性化します。

シェイクするカラダの部位

❶眉毛のラインのすぐ上。
❷目の下にある骨の上。
❸目尻とこめかみの間。
❹耳の上や頭の「気持ちいい」と感じる場所。
❺首の後ろにある頸椎《けいつい》。
❻首の両横。（両手で首の横を挟むように持った場所）

■プルプル揺するシェイク法のやり方

❶眉毛のラインのすぐ上
両手の指をのせて、上下に５回シェイク。額の生え際に向かって、３カ所シェイクします。

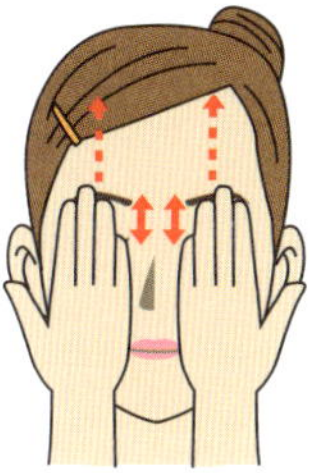

❷目の下にある骨の上
両手の指をのせて、左右に５回シェイク。耳の方向に向かって３カ所シェイクします。

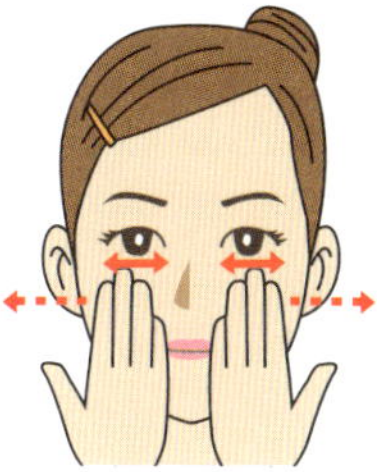

❸目尻とこめかみの間
両手の指をのせて、左右に５回シェイク。

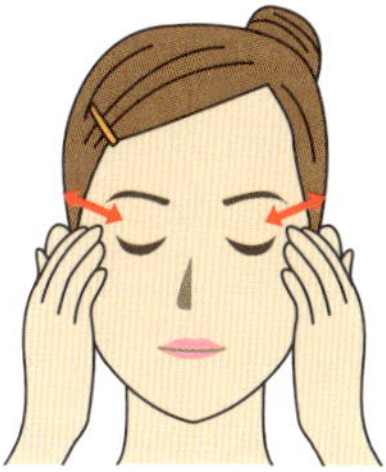

④ 耳の上や頭の気持ちいいと感じる場所
両手の指をのせて、上下左右に5回シェイク。

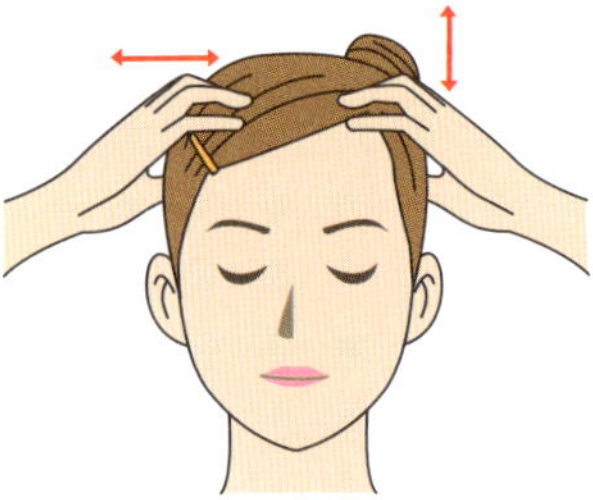

⑤ 首の後ろの頸椎
片方の手のひらで包み込むようにあて、上下左右に5回ずつシェイク。

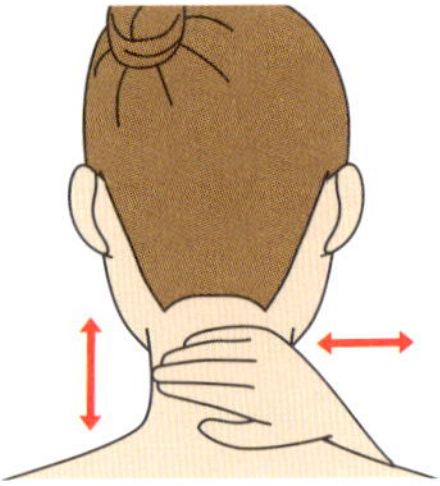

⑥ 首の両側
両手で首の横をはさむようにして、上下左右に5回シェイク。

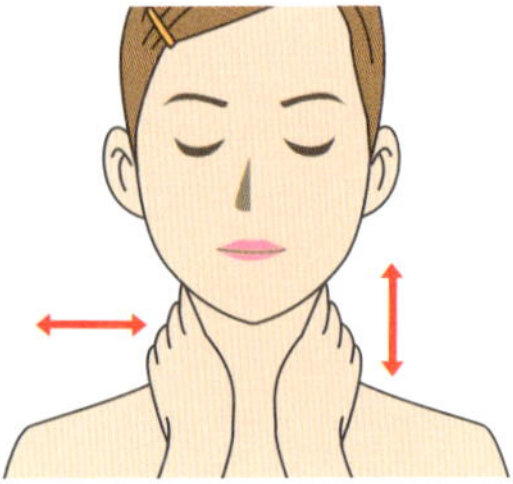

視力を回復させるツボ
あまり強く押さないで、優しく押す

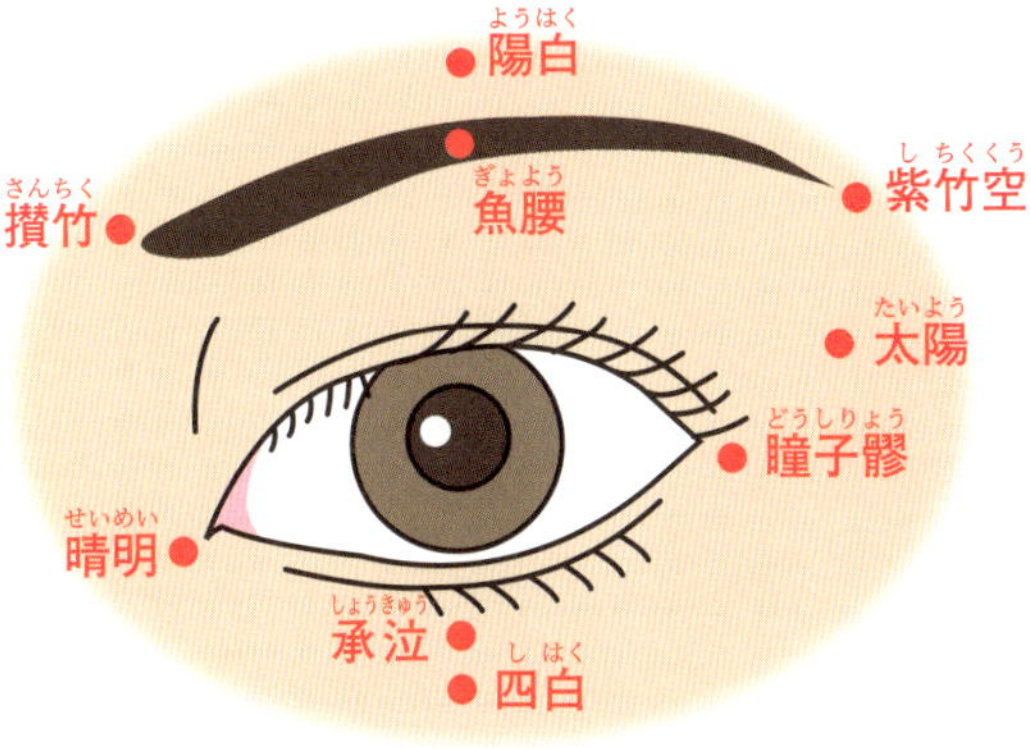

目のまわりのマッサージ

目のまわりのツボは視力回復に欠かせないポイントです。**やさしく押して2～3秒くらい静止します。また、あまりツボの位置に神経質にならず、大体このあたりだろうという見当で押してください。**

ツボは漢方医学の一つで、世界保健機関（WHO）でもその効果が認められています。ツボが働きかけるのは、主に自律神経で脳に通じており、関連のある臓器や神経などの各器官を刺激して、カラダ全体を健全な状態に導きます。

聴力改善

耳のまわり全体のツボを刺激する

「最近、聞こえにくくなった」「耳が詰まった感じがする」「テレビの音量が大きいと家族に言われる」など、音が聞こえにくいトラブルは、多くの人が抱えています。

しかし、現代の医学では「目が悪くなったらメガネをかける」と同じように、「耳が悪くなったら補聴器をつける」という図式ができあがってしまいました。

それを疑う人がいないのが残念です。

プラスPOINT

耳まわりのツボ
全体を刺激する

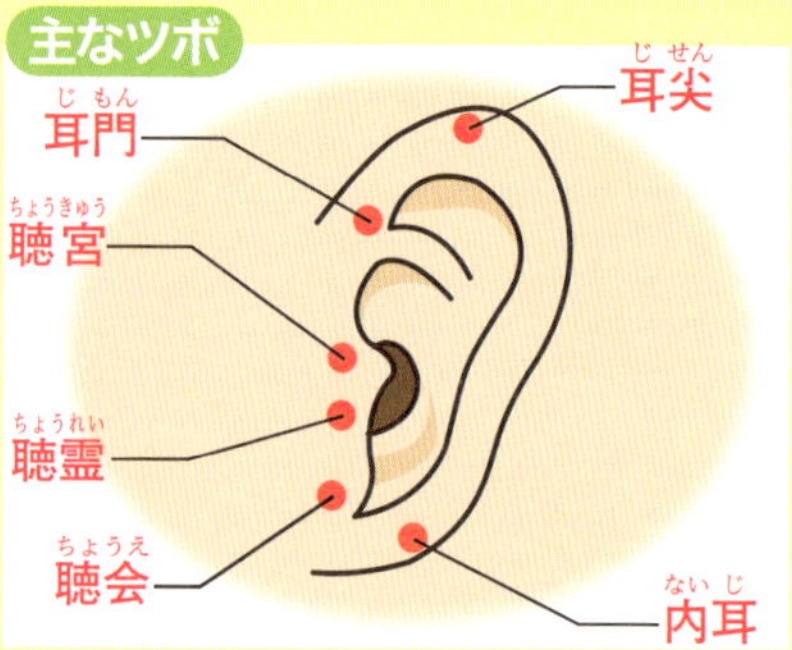

耳ツボの刺激はカラダ全体にも効く

ピンポイントで刺激しようとするよりは、耳の穴をグルグルまわす、耳たぶをひっぱるなど、耳によいツボとあわせて行います。

この方法はほかのツボも刺激しながら、血行を促し、頭蓋骨《ずがいこつ》などの緊張もやわらげて、いっぺんに全身を整えます。

そうすることで、聴力を改善し、カラダの健康もアップします。

ツボが働きかけるのは、主に自律神経です。

そこで、ツボを押すことで、血管を広げて血液の循環を促す物質が放出されます。

さらに、免疫系の細胞が活性化されたりして、自然治癒力も向上します。

耳の刺激やマッサージは、1日何度行っても構いません。「ちょっと疲れた」「ボーッとしてきた」というときに行うと、スッキリ、リフレッシュすることができます。

「聞こえにくい」と感じたら、まず、耳のツボとまわりの刺激です。

■耳のまわりのツボをまんべんなく刺激しよう

耳と脳は三半規管で結ばれているので、耳を適度に刺激すると大脳の働きを高め、他にもカラダにいい影響を及ぼします。

❶ 人差し指か小指を耳の穴に入れ、上下に30秒ほど押圧《おしあつ》します。

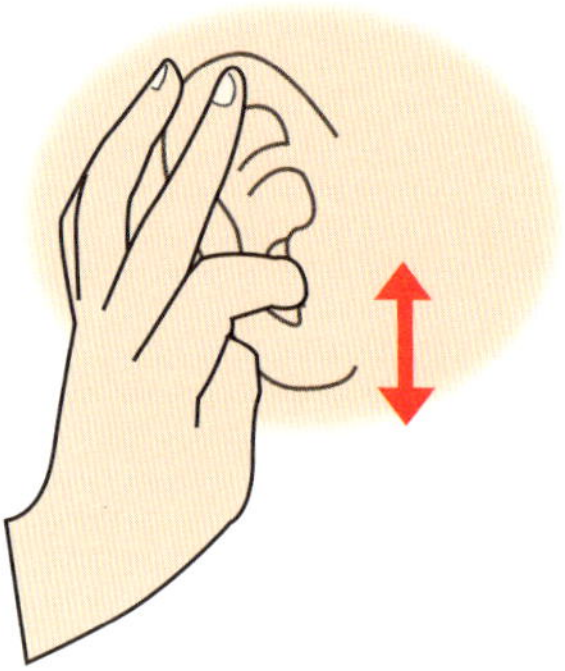

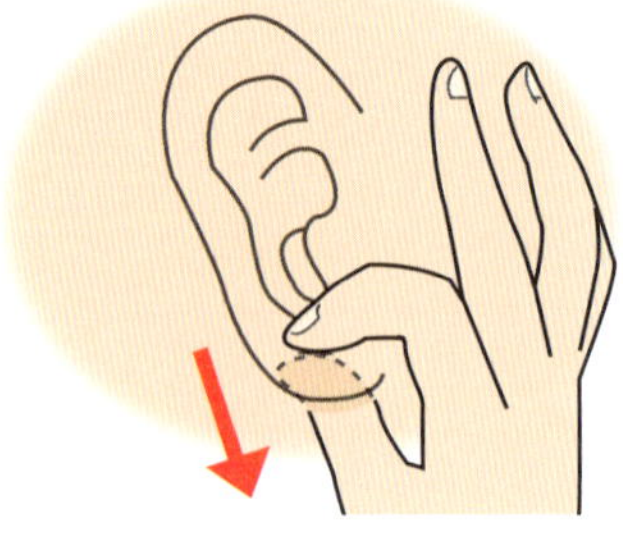

❷ 両方の耳たぶを、親指と人差し指ではさみ、親指で裏側を10回さすり、次に人差し指で内側を10回さすります。

❸ 次に耳たぶを親指と人差し指でつまんで、なさなめ後ろに5秒間そっと引っぱります。

❹ 両手の人差し指の先で、耳たぶの裏側のつけ根も上下に５回、マッサージしてください。

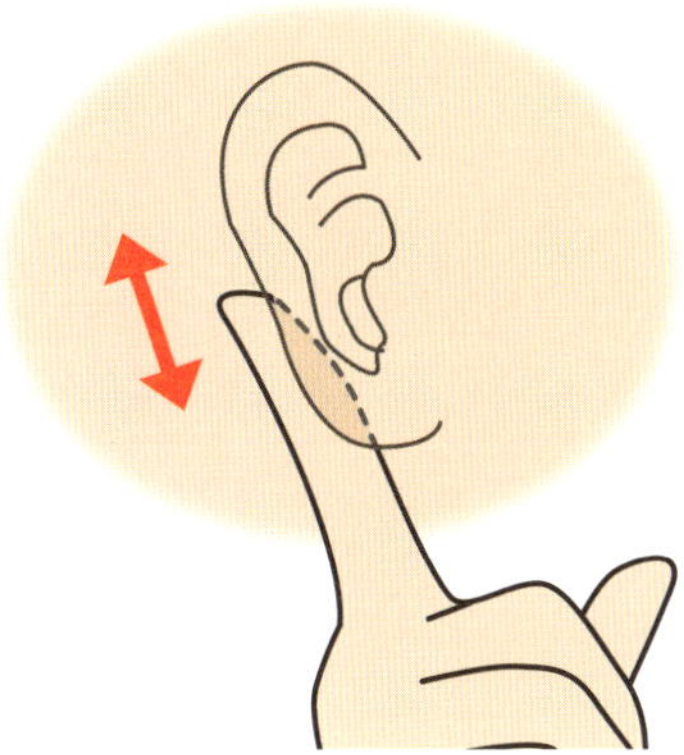

❺ 両手全体を使い、耳を覆うように手をかぶせ、２秒間ふさいで軽く押さえ、パッと離す。これを２回くり返す。

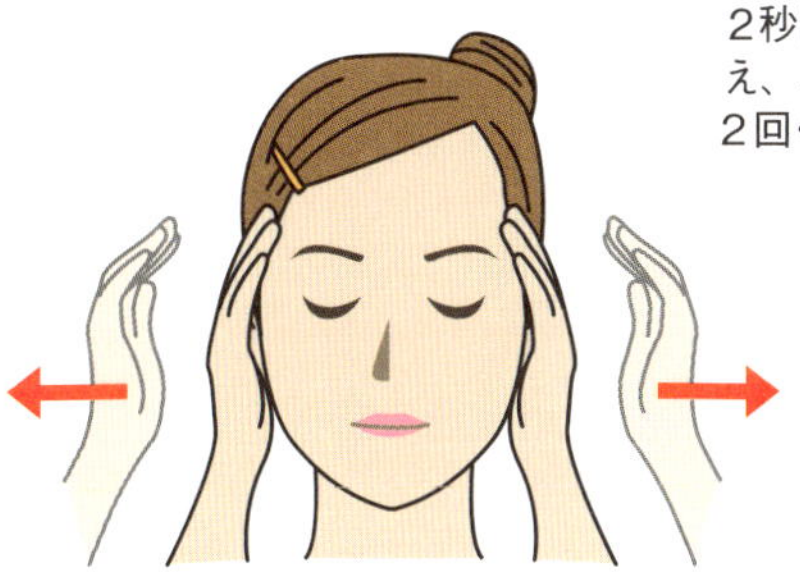

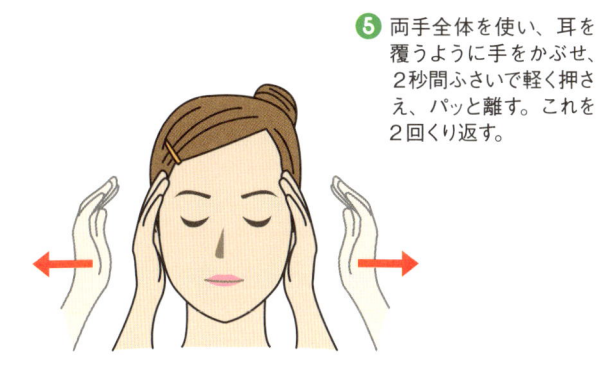

Let's try!

歯周病の改善

口の中の菌がさまざまな病気を生む

「歯茎《はぐき》が腫《は》れる」「歯茎から血や膿《うみ》が出る」といった症状が、歯周病の特徴です。さらに悪化すると、歯が抜け落ちてしまうこともあり、40代以上の日本人が、歯を失う最も大きな原因といわれています。

また、歯周病は20代の頃から、静かに歯茎の中で進行していくといわれていますから、今こうした症状に思い当たらない人も、十分なケアが必要です。

歯周病の原因は、細菌の塊《かたまり》のプラーク（歯垢）です。

プラスPOINT

歯茎のまわりのマッサージとツボ押し

主なツボ

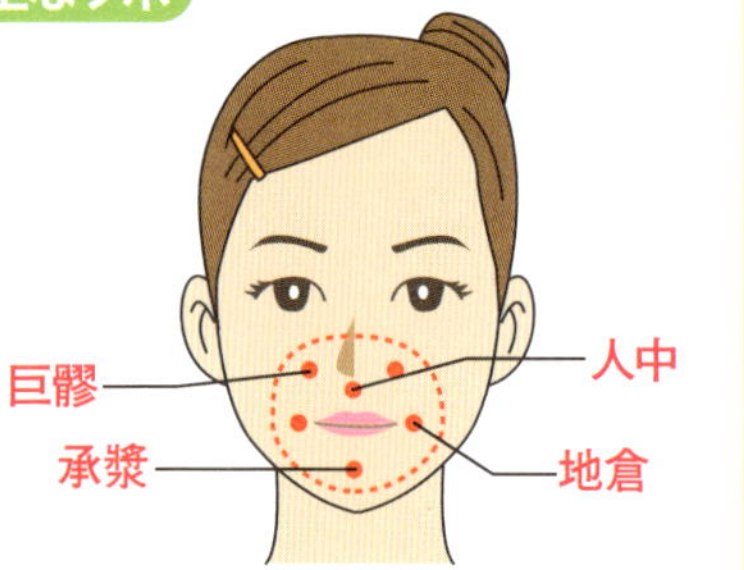

口の中は、カラダの中でも最も多く、プラークや微生物が存在しています。

歯周病は、口の中の病気の一つですが、近年、カラダの状態にも影響を及ぼすことがわかり、さまざまな病気と歯周病の関連性が指摘され始めています。

代表的なものには、肺や器官などの呼吸器系の疾患、心疾患、骨粗しょう症、早期低体重児出産などがありますが、とくに糖尿病との関連は深く、糖尿病の人は、そうでない人に比べ、歯周病になりやすいとの報告や、歯茎の炎症がおさまると血糖値が安定するという報告もあります。

ツボは大きく2種類に分けられる

ツボは全身に点在していますが、大きく分けて2種類のツボがあります。

まずは、**患部やその近くにあるツボです。**頭痛がするなら頭に、便秘や下痢ならお腹にあるツボというように、**症状の出ている部分を、直接刺激できるツボです。**歯周病の場合、人中《じんちゅう》・地倉《ちそう》・承漿《しょうしょう》など（97ページ）がこのツボに当たります。

こうしたツボは、主に中枢神経という多数の神経細胞が集まっている神経の上か、近くにあることが多いので、ダイレクトに効果が出やすいのが特徴です。

もう一つは、**神経を介して遠隔で操作できるツボです。**合谷《ごうこく》（96ページ）がこのツボです。

痛みや腫れなどがあり、患部に触れられないときなどに役立ちます。

また、この、離れたツボは、末梢神経のルートにあることが多いので、手足など、触りやすい部分にあります。

歯周病の予防には、まずなによりもブラッシングが大切です。しかし、**ツボ押しをすることで、血流を促してあげれば、歯茎のマッサージ効果で、歯を支える筋肉に血流を送り、一層丈夫な歯茎をつくります。**

歯茎のまわりのマッサージ

❶ 観髎《かんりょう》から巨髎《こりょう》までを結ぶ頬骨の下を人差し指で押圧します。
両頬とも2往復行います。

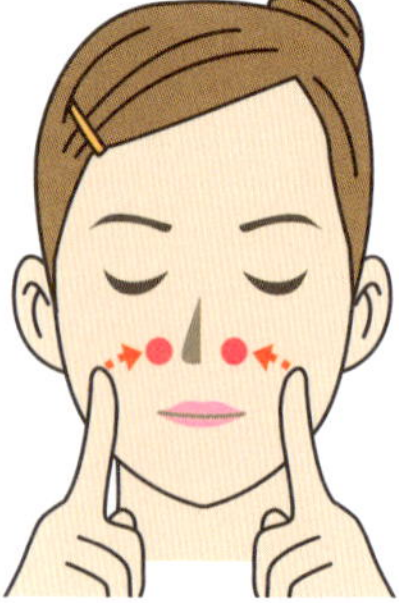

■歯茎のまわりを押す

❷ 下唇の下、中央から口角の脇にかけて、両手の中指のはらを使い、指を少しずつずらしながら、４カ所を３秒ずつ押していきます。２回くり返しましょう。

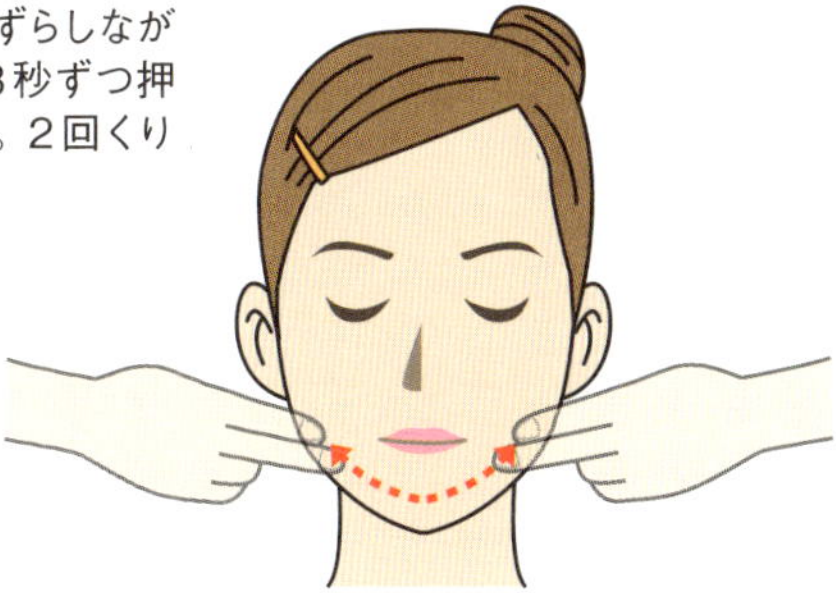

❸ 上唇の上、中央から口角の脇にかけて、両手の中指のはらを使い、指を少しずつずらしながら、４カ所を３秒ずつ押していきます。２回くり返しましょう。

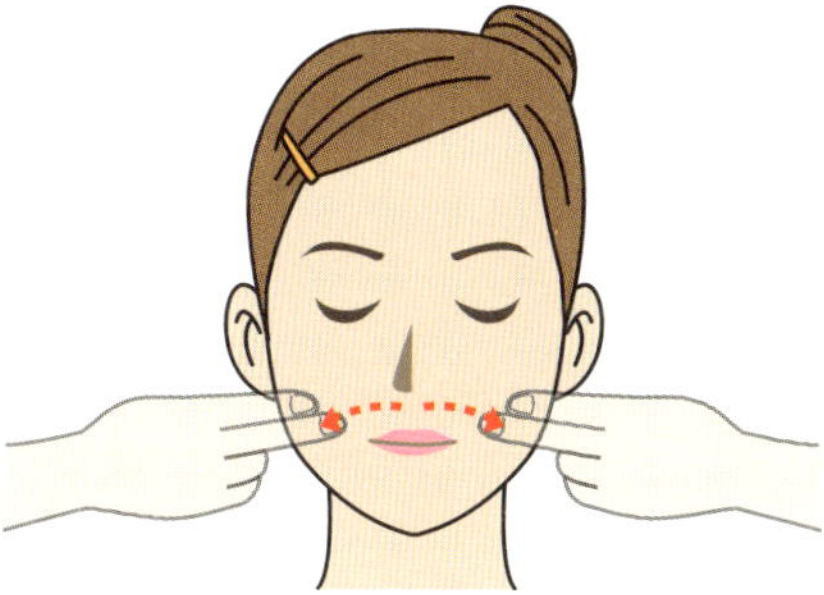

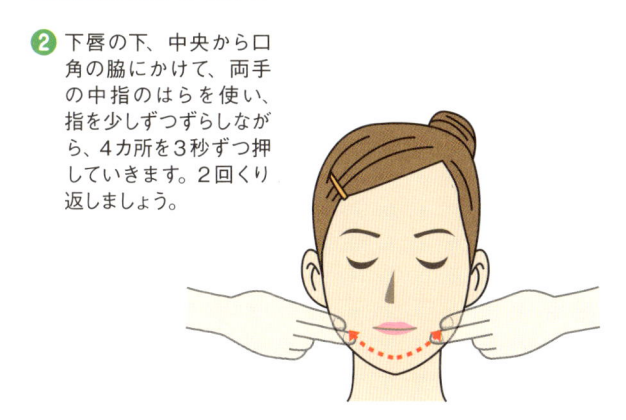

合谷《ごうこく》は万能のツボ

人前にいるときや、患部を触りにくいときなど、活用するといいでしょう。

手足にあるツボで、全身の症状に効く、万能なツボの代表が、手の親指と人差し指のつけ根にある「合谷」です。

このツボは、ここからエネルギーが湧き出るといわれるほどで、歯痛、頭痛などの痛みから、耳鳴り、そのほか、ニキビ、吹き出物、便秘などにも効果があります。

もちろん、歯周病の予防、聴力改善にも効果的ですから、積極的にケアしてください。

❶ 合谷《ごうこく》
親指と人差し指の谷間の、少し人差し指寄りのくぼみです。

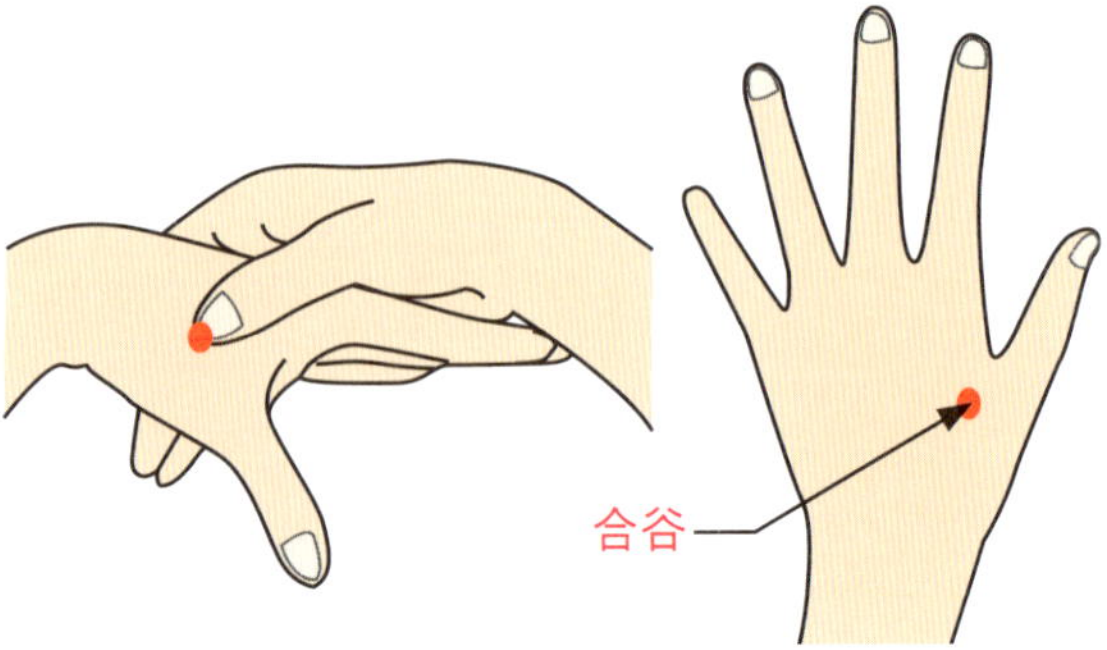

歯周病予防のツボ

❷ 觀髎《かんりょう》・巨髎《こりょう》

觀髎は頬骨の下を触ったときにくぼんでいるところです。巨髎は少し上の鼻に近いところです。

❸ 地倉《ちそう》・承漿《しょうしょう》・人中《じんちゅう》

地倉は両方の口角から1センチほど外側。
承漿は唇の下あご中央のくぼんだところです。
人中は鼻の下縁と上唇の間の小みぞの上３分の１のところです。

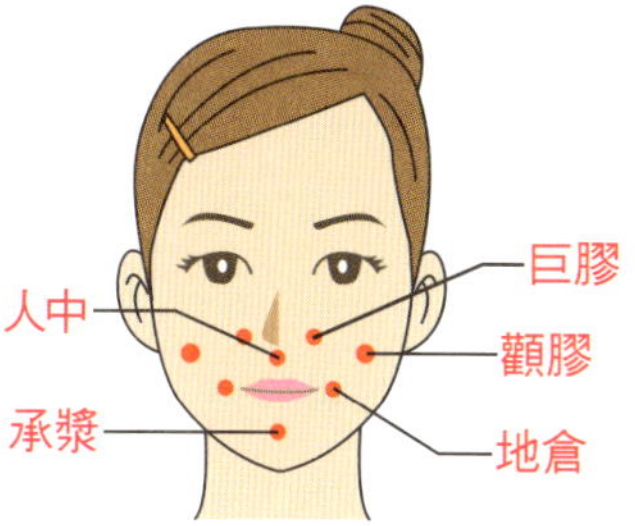

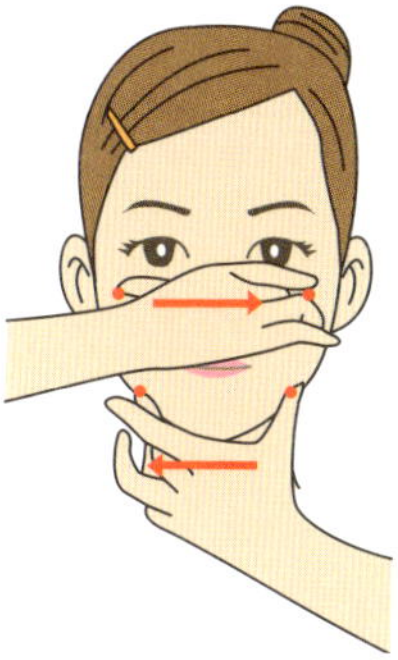

◆觀髎・頬車のもみ方

右手の親指と人差し指を「觀髎」に当て、左手の親指と人差し指を頬車に当て２～３回押圧します。

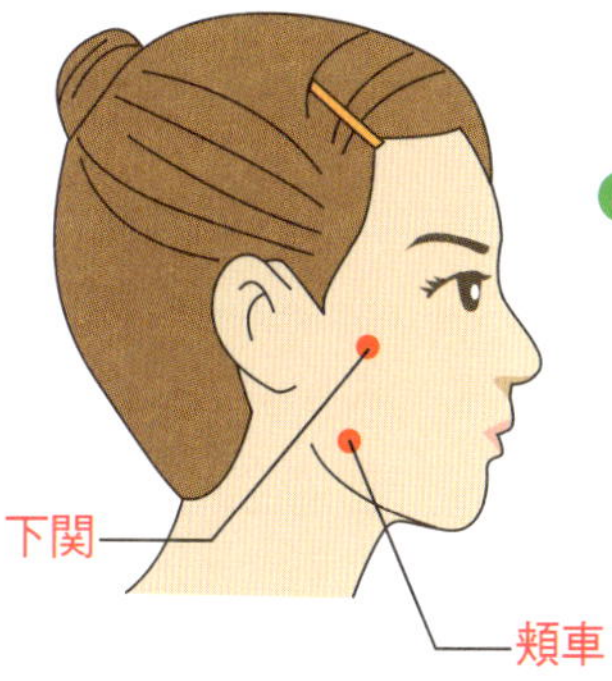

❹ 頬車《きょうしゃ》・下関《げかん》

頬車はあごのえらから１センチほど内側のくぼんだところ。
下関は目尻と耳の穴を結ぶ線の中央にある骨の下のくぼみです。

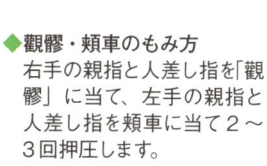

自律神経のバランスを整える

自律神経って？

「自律神経」という言葉が何回も出てきたと思います。

自律神経とは、自分の意思に関係なく、刺激や情報に反応してカラダや機能をコントロールしている神経です。自律神経は「交感神経」と「副交感神経」という正反対の2つからなり、この2つがバランスよく働くことで健康状態を保っています。

「交感神経」は、心身を活動に導く緊張と興奮の神経で、「副交感神経」は神経を休息に導く、リラックスの神経です。

プラスPOINT

自律神経を整えるツボ押しと深呼吸でリラックスする

自律神経のバランス

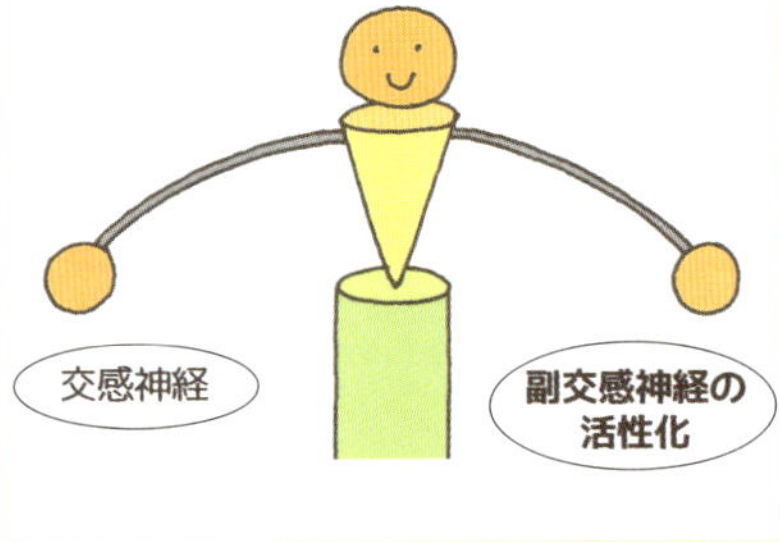

■自律神経のバランスが崩れているかチェック！

1～4の症状がある方は自律神経のバランスが崩れている可能性があります。要注意です。

1 首こり、肩こり、頭痛はないか

自律神経が乱れたときに、真っ先に表れる症状です。慢性化している人は要注意。

2 ぶつけた覚えのないアザはないか

自律神経のバランスがどんどん衰えると、痛みを感じなくなります。すると、カラダをぶつけても、気づかないうちにアザができていることが増えてきます。

3 パソコンをずっと使い続けられるか

パソコンの画面は、実は小さな点が集まって、ものすごいスピードで光を発し、点滅しています。普通は30分も見ていれば、疲れを感じ、休憩したくなるはずですが、何時間も平気で見続けられている場合、自律神経は相当マヒしています。

4 毎日がつまらない

楽しいことや感激するようなことがなく、ドラマや映画を見ても、泣いたり笑ったりすることが減っていたら、かなり症状が進んでいます。

自律神経を整える、ツボ押しと深い呼吸

現代人は、交感神経が優位になりがちですから、努めて副交感神経を活発にすることが大事です。

まずはなんといっても、ツボ押しでリラックスすることです。各ツボを2～3秒間、3～4回押圧《おしあつ》します。

次に深い呼吸をすることです。それだけでも、副交感神経が活性化する時間が増えて、気持ちがゆったりと落ち着くはずです。

❶ 心包区《しんぽうく》

心包区は、小さな点ではなく、手のひらの中心にあるゾーンです。この心包区の中心にあるツボが労宮です。

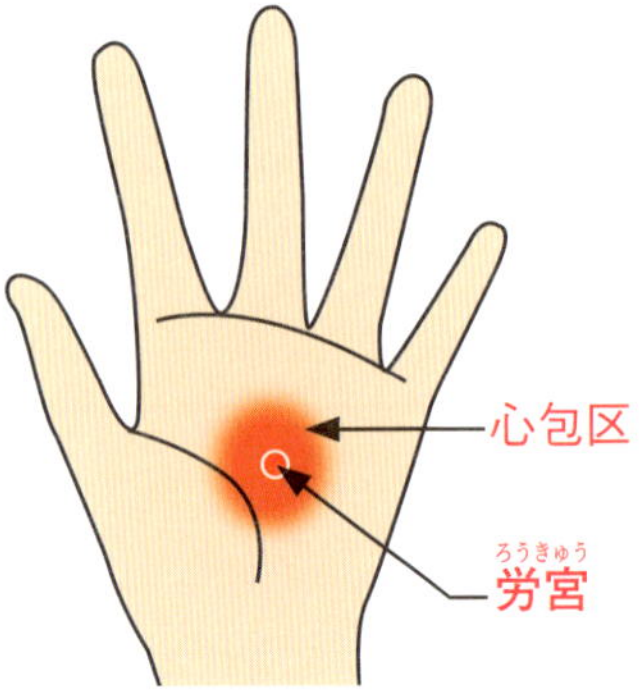

Point

3～4回ゆっくりと時間をかけてもみほぐしましょう。

■自律神経のバランスを整えるツボ

❷ 神門《しんもん》
手の平側、つけ根のシワの小指側の端。反対の手でやさしく押してあげましょう。

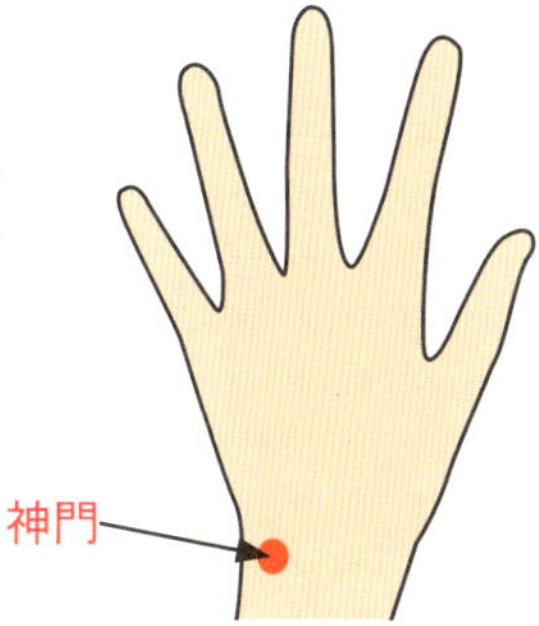

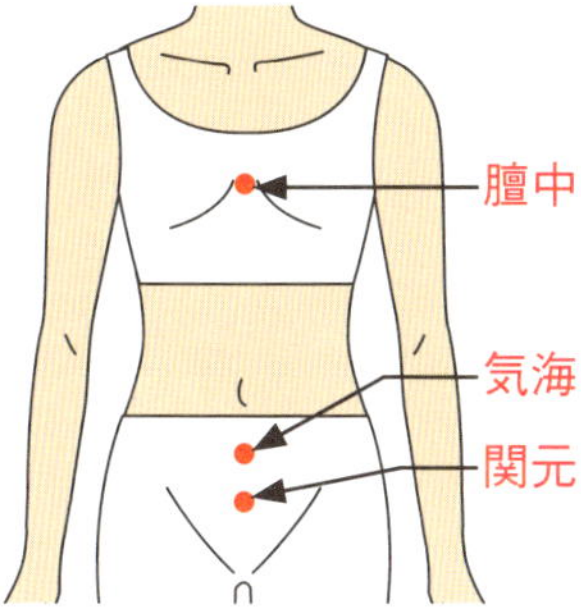

❸ 膻中《だんちゅう》・気海《きかい》・関元《かんげん》
いずれも身体の中心線上で、膻中は両方の乳房の中間点。気海はおへそから親指の幅１本半下がったところ。関元はへそ下を親指以外の４本指の幅だけ下がったところです。

❹ 百会《ひゃくえ》
あたまのてっぺんにあり、左右の耳からの延長線と鼻からの延長戦が交わったところです。

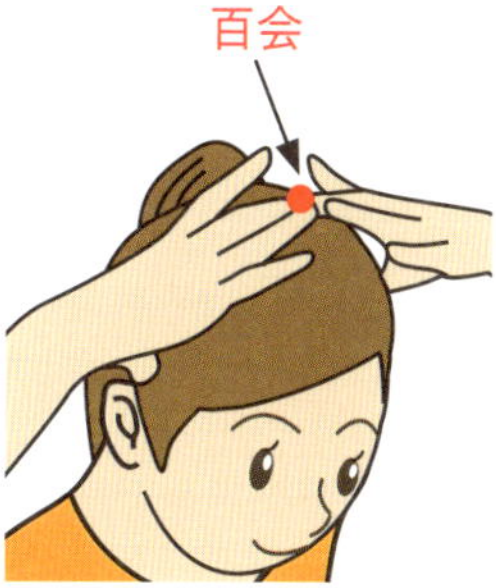

肩こり・頭痛を和らげる

プラスPOINT

正しい姿勢とツボ押しがこりや痛みをふせぐ

ストレートネック

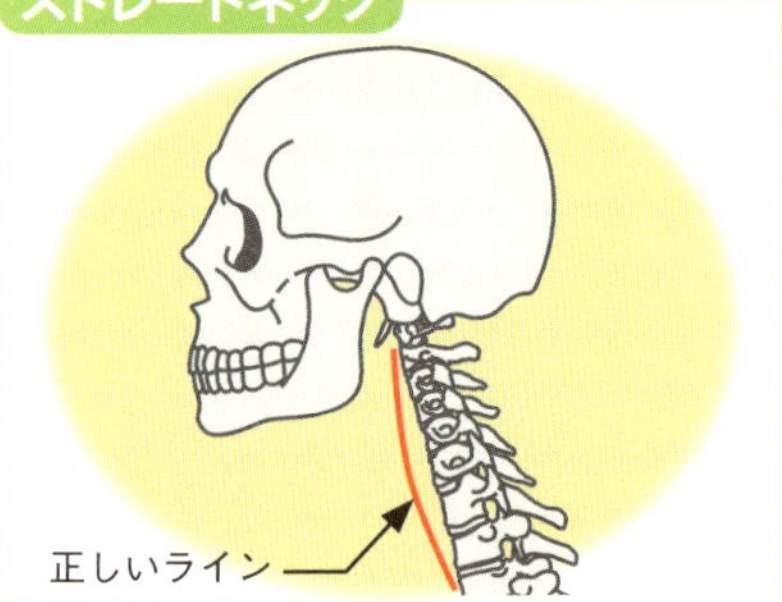

ストレートネックがこりの原因

大人であれば、5キロほどの重さの頭部を支えている首と肩の筋肉。実は首の骨は、ゆるやかにアルファベットの「C」の字を描き、スプリングの役目をして、この頭部を支えています。

ところが、**前かがみの姿勢ばかりしていると、首がまっすぐなストレートネックといわれる状態になります。**

この結果、頭の重みに耐えられなくなった、首や肩の筋肉が酸欠になり、こり始めるのです。

正しい姿勢が肩こりや頭痛をふせぐ

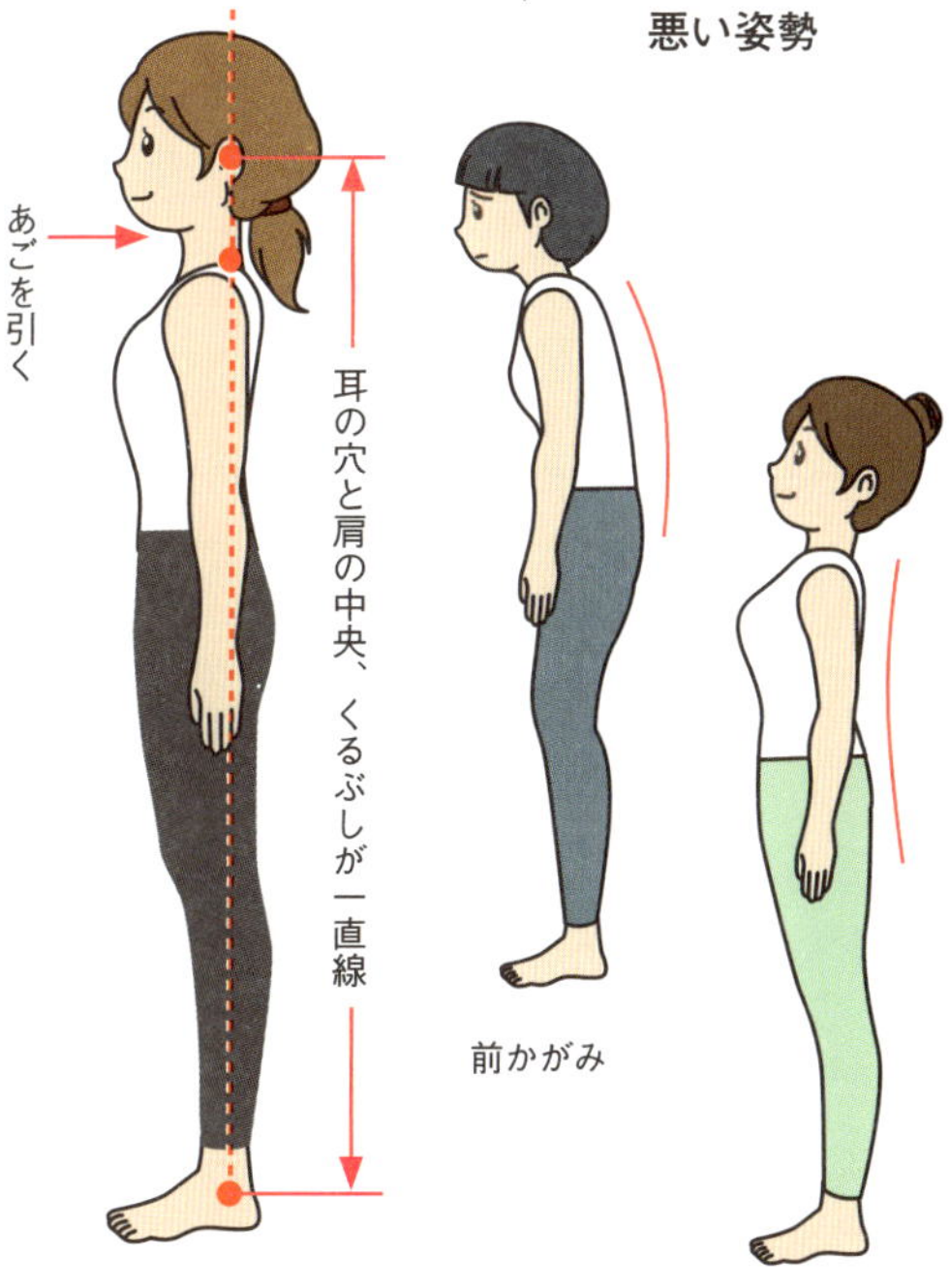

Point
頭のてっぺんから
糸でつられている
イメージで立つ。

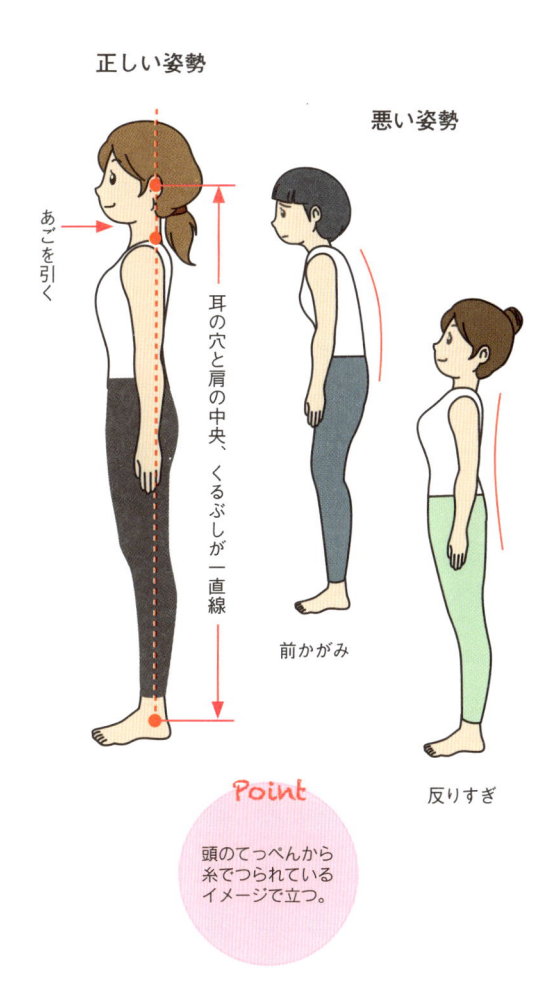

肩こり・頭痛に効くツボ

足の裏には、内臓や器官とつながる、末梢神経が集中しています。

足裏全体を優しくもみほぐすことで、カラダ全体の血流や機能が高まり、その結果、こりや痛みもやわらぎます。

中でも、第2指の下のくぼみにある「湧泉《ゆうせん》」は、肩こりだけでなく、自律神経も整える効果もあります。足裏マッサージは、何度でもやってかまいません。やや強めにもみほぐせば、血行が促されたことが実感できるはずです。

❶ **湧泉《ゆうせん》**
両足の裏側、土踏まずの上で足の指を曲げたときに、へこむところ。足首を固定して、親指で押し圧します。

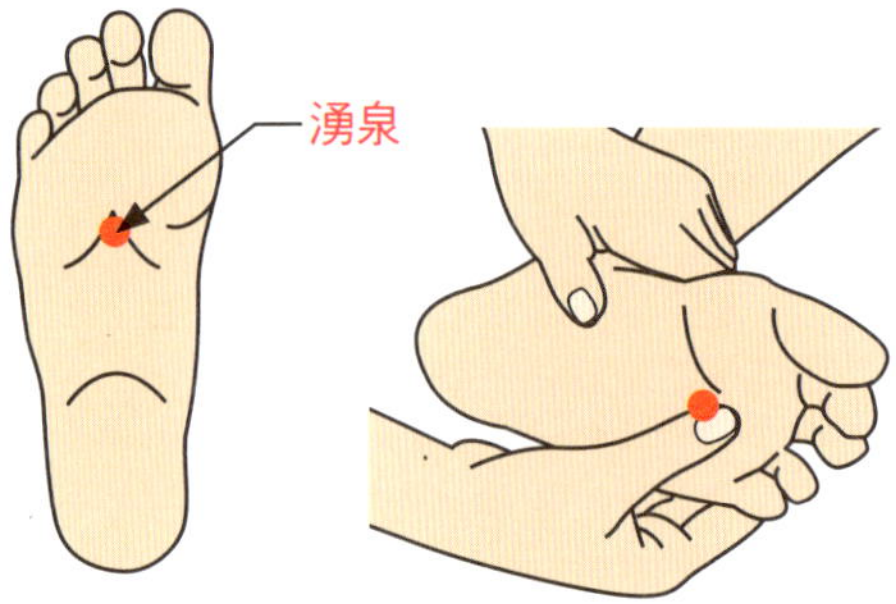

■肩こり、頭痛に効果的なツボ

❷ 肩井《けんせい》

首の付け根から指３本分のところで、肩の骨の背中側です。

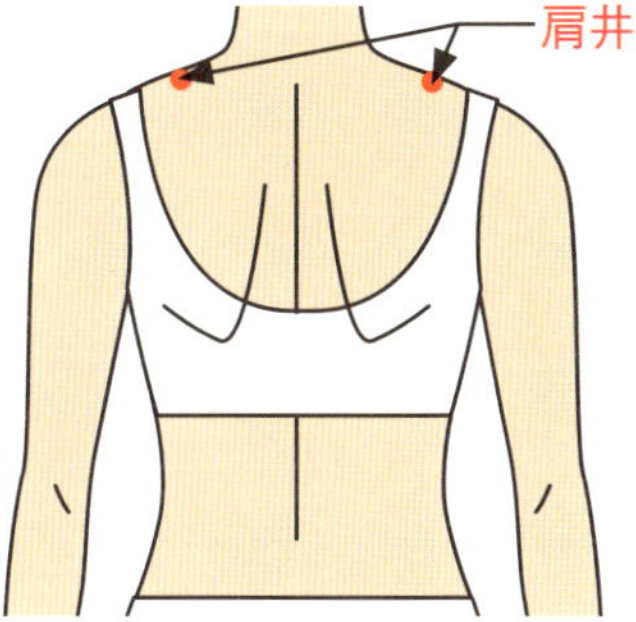

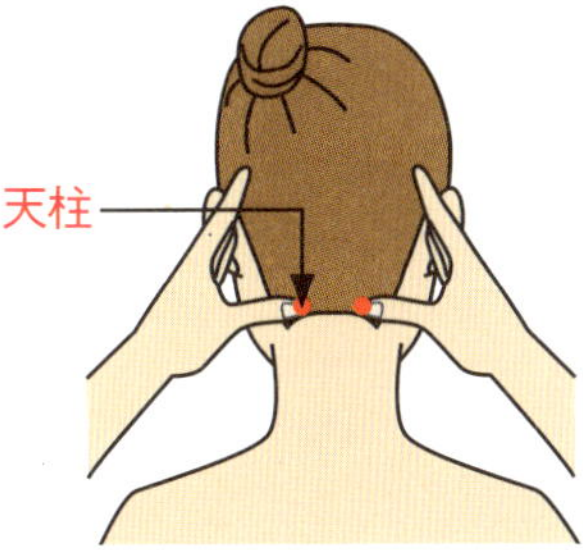

❸ 天柱《てんちゅう》

首の後ろの髪の生え際、２本の太い筋（僧帽筋）の外側にあるくぼみ。他の指で抱えるようにして親指で上に向かって押し圧します。

❹ 内関《ないかん》

手の内側で、手首の付け根から指３本上のへこんでいるところです。

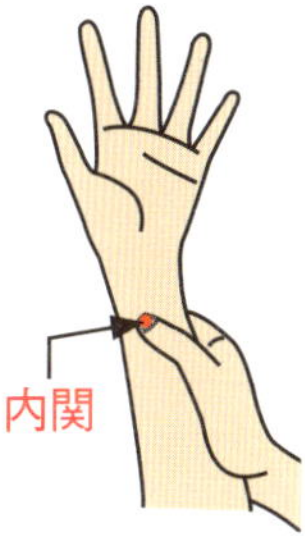

Point

いくら気持ちいいからといって、無理に強くもむのはやめよう。

Let's try!

不眠症の改善

カラダをリラックスさせ副交感神経を優位に

「寝付きが悪い」「夜中に何度も目が覚める」「朝早く目が覚めてしまう」「寝ているのに寝た気がしない」などの、睡眠のトラブル原因は、心理的ストレス、環境の変化、カフェインやアルコールの飲み過ぎなどさまざまです。

そこで、副交感神経を優位にして、カラダをリラックスさせ、眠りにつけるようにするのです。ですから、**寝る前やベッドに入ったとき、深呼吸を20回ほど行うのも、非常に効果的です。**

プラスPOINT

副交感神経を優位して、眠りを誘うツボを押す

カラダをリラックス

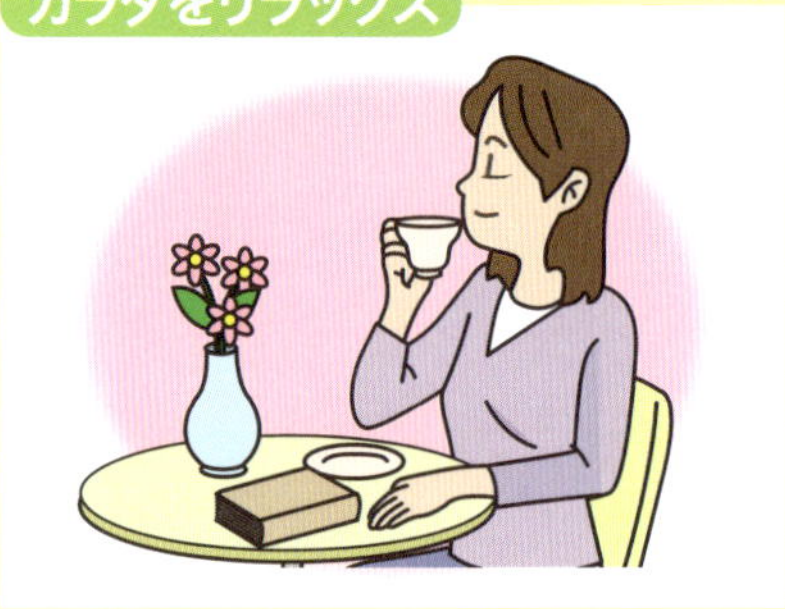

もう一つ、寝る前に行うと眠気を誘い、さらに、いい気分で翌朝目覚められる、とっておきの方法をお教えしましょう。

それは、**目をつぶって、想像すると楽しくなり、幸せな気分になれるイメージを思い浮かべること。**

例えば、子どものころに駆け回った野山の景色、旅行で行った南国のビーチ、または、これから行ってみたいと思っている場所。楽しかった思い出でも構いません。

できれば、ゆったりと椅子に座るか横たわって、思いっきり想像してみてください。

眠くなるサイクルを利用する

私たちのカラダには、本来、脳やカラダを健康に保つために、睡眠をとらせようとする「眠くなるサイクル」が備わっていますのでこの仕組みを利用します。

❶疲れると眠くなる

これは脳の疲労ではなく、カラダを使って活動すると疲れて眠くなる仕組みです。普段、デスクワークの人は、せめて、駅の階段を使うなどして、日常的にカラダを使うよう心がけることです。

❷夜になると眠くなる

太陽が昇るとともに起きて働き、日が沈むと休んでいた、昔から人間のカラダに刻まれたリズムです。

このリズムを活用するためには、朝起きたら太陽の光を浴びる、そして、夜遅くなったら、パソコンなどはやめて、強い光を浴びないようにする。

そうすることで、眠りを誘うホルモンである、メラトニンが豊富に分泌され、副交感神経が優位となり眠くなります。

❸体温が下がると眠くなる

私たちのカラダは眠りにつこうとすると、脳とカラダを休ませるために、深部の体温を下げます。体温が下がると眠気が起こり、代謝に使っていたエネルギーをカラダの修復にまわします。

ですから、眠りにつく2〜3時間前に、軽いウォーキングをする、湯船につかるなどをして、体温を一時的に上げておけば、体温が下がるころに眠くなるというわけです。

■眠くなる３つのサイクル

1 疲れると眠くなる

カラダを使って活動することによって疲れて眠くなります。

2 夜になると眠くなる

眠りを誘うホルモン・メラトニンが分泌され、副交感神経が優位になり眠くなります。

3 体温が下がり眠くなる

代謝に使っていたエネルギーをカラダの修復・快復にまわすために体温が下がり眠くなります。

Point

体温を一時的に上げておけば、下がるころに眠くなる。

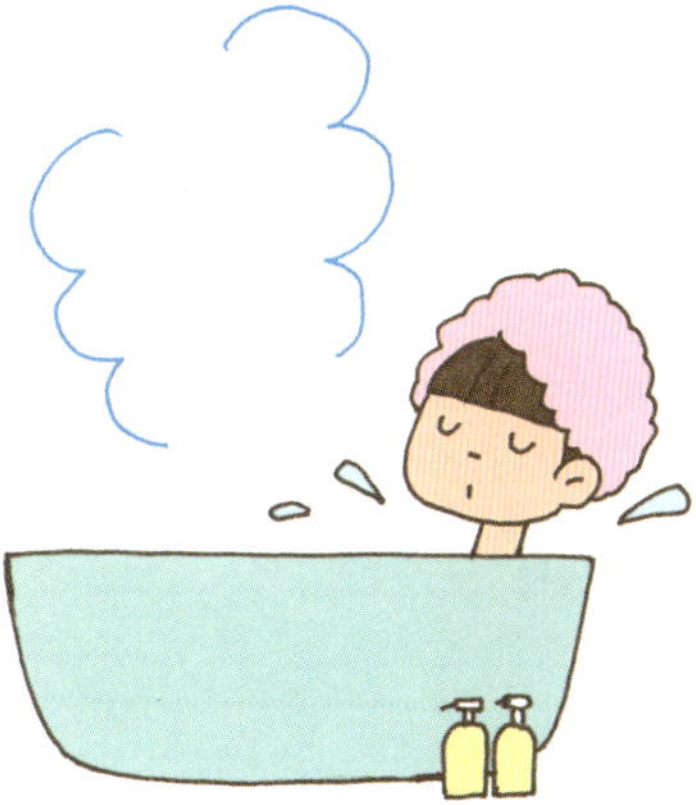

眠りを誘うツボ

足の内側のくるぶしから、指４本分上に上がったところ、すねの骨の後ろ側のきわにあるのが「三陰交《さんいんこう》」です。ここを左右同時にぐっと押し込みます。手足の血行をよくして、リラックスさせ、眠りにつきやすくしてくれます。

また、その名も「安眠《あんみん》」というツボが、耳の後ろ、下に向かってとがっている骨のでっぱりから、指1本分下にあります。睡眠不足の場合は、このツボがこっていることがあるので、優しく押しほぐしてください。

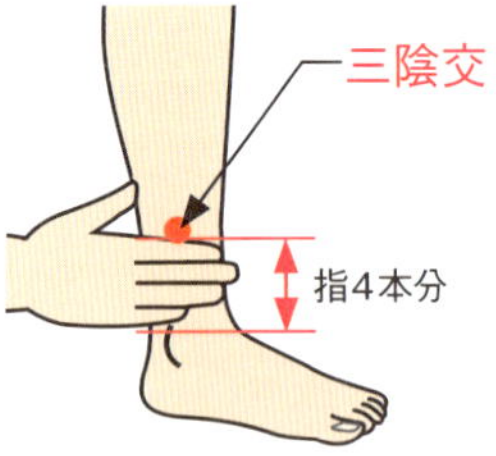

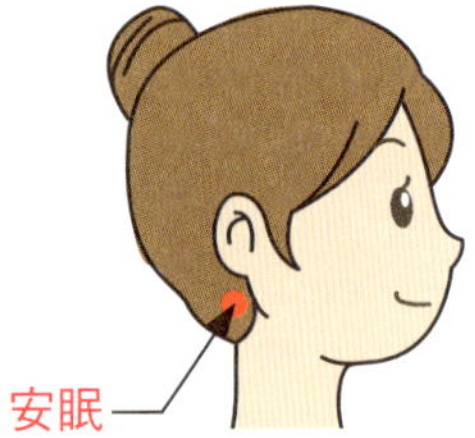

❶ **三陰交《さんいんこう》**
両手の親指を重ねてツボに当て、深く押します。

❷ **安眠《あんみん》**
中指で安眠をしっかり固定して、頭を左右にゆっくり動かして刺激します。

■眠りを誘うツボ

③ 膈兪《かくゆ》
左右の肩甲骨の下寄りの内側、背骨をはさんだ両側。

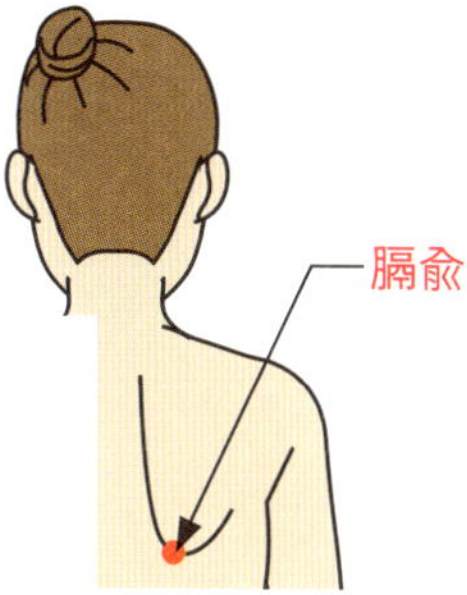

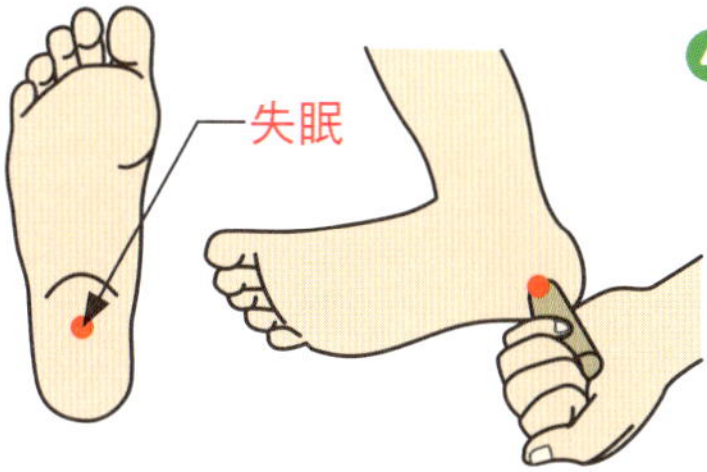

④ 失眠《しつみん》
足裏のかかとの中央。ある程度力を入れないと効き目がないので棒などを使って押します。ただし、かかとを痛めない程度に。

⑤ 足三里《あしさんり》
むこうずねの外側で、ひざの皿の下から指４本分下。右足は右手で、左足は左手でくぼみに人差し指の先を当てると小指の先にあります。

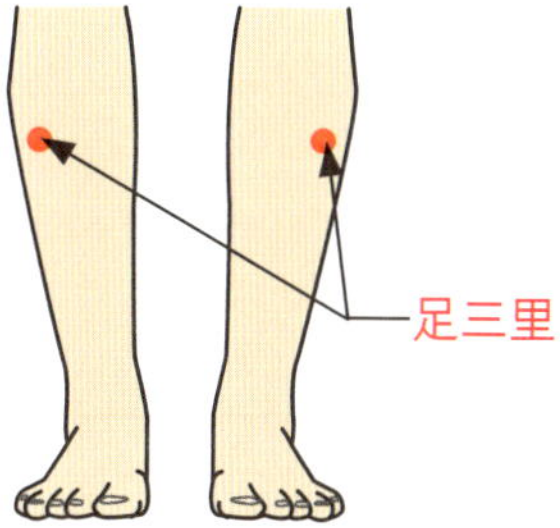

冷え性の改善

冷え性には「お腹もみ」や「深呼吸」

現在人は、便利な生活に慣れ運動不足となり、血液が末端まで十分に巡らなくなり、冷え性の大きな原因となります。
また、常に空調のきいた室内にいることで、体温調節機能も衰え、自律神経のバランスも乱れ、カラダを冷やす一因となっています。さらに女性は、ファッションのために薄着をして、自らカラダを冷やしています。内臓の機能が衰えると、血液のめぐりが悪くなり、どんどんカラダが冷えていきます。

プラスPOINT

内臓と血液のめぐりをよくする お腹もみとツボ押し

深呼吸も効果的

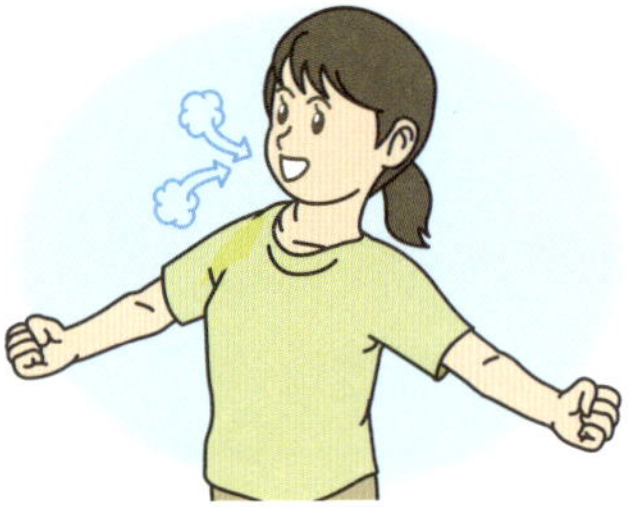

冷え性改善にはお腹もみ

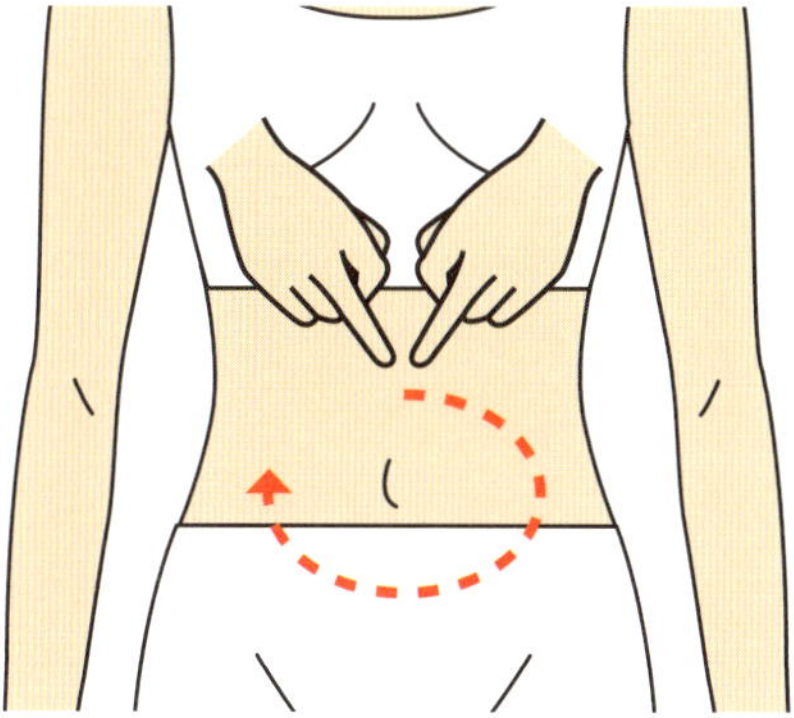

●お腹もみの方法は68ページ参照

冷え性の改善に大きな効果を発揮するのが、3章でご紹介した「お腹もみ」です。カラダの中で大きな割合を占める、胃腸をほぐすことで、全身の血流を改善します。次に、簡単にできて、効果が高いのが、すでにご紹介している「深い呼吸」を心がけることです。1日に何度も、深呼吸をして新鮮な酸素を取り込み、末端まで血液を送り込みましょう。

さらに、余裕があれば、ジャンプやウォーキングなどの、軽い運動をすることです。普段使う駅より、一つ手前で降りて歩いたり、ウインドウショッピングをしたりするのもいいでしょう。

冷え性に効果のあるツボ

ツボを押すと神経に刺激が伝わって血管が拡張されるため、冷え性にはツボ押しが、とても効果があります。

一つめのツボは指間穴《しかんけつ》と虎口《ここう》と呼ばれる手の甲にあるツボです。

指間穴は、手の人差し指と中指、中指と薬指、そして薬指と小指の間です。

虎口は、手の、親指と人差し指の間にあります。

その他のツボも効果がありますので、ぜひ試してください。

❶ 指間穴《しかんけつ》・虎口《ここう》

指間穴、虎口のツボは共に体温調節に支障きたした場合、これらのつぼを刺激することで自律神経が安定し、血行が促進される効果が期待できます。

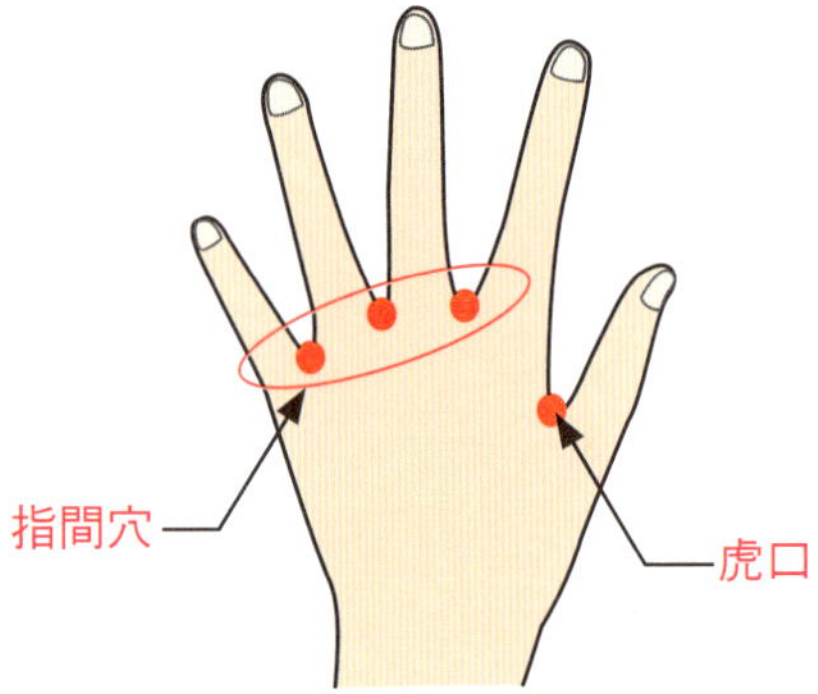

■冷え性に効果的なその他のツボ

◆指間穴・虎口・八風のもみ方

親指をツボに当て、人差し指ではさんで強めに押し、ツボをはさんだ状態でギューッと引っ張り、パッと離す。指先が温かくなるまで続けます。

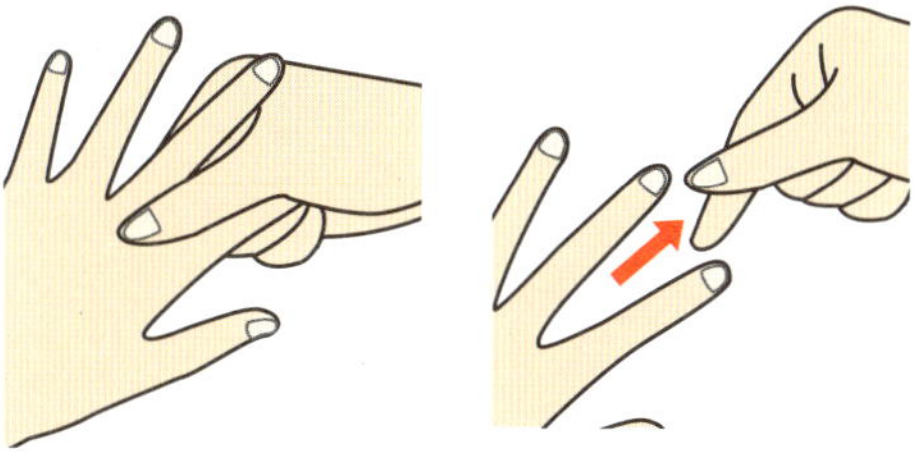

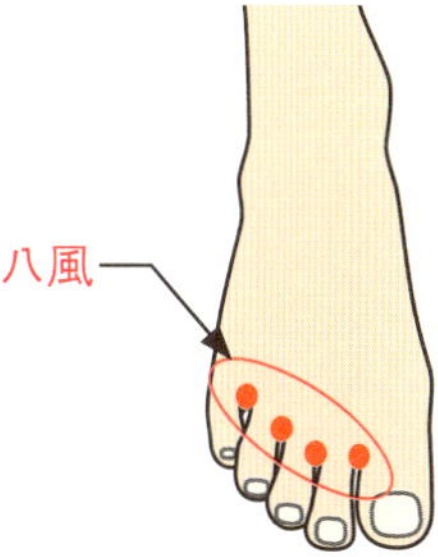

❷ 八風《はっぷう》

足の甲側の指の股すべてにある4つのツボ。両足で8カ所あります。

❸ 血海《けっかい》

ひざの内側で、ひざの皿から2.5cmほど上がったところ、両手で太ももをつかむようにして両方の親指を重ねてツボに当てて押しもみます。

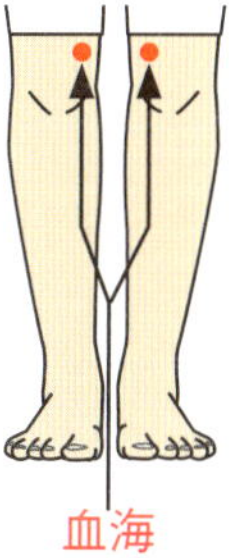

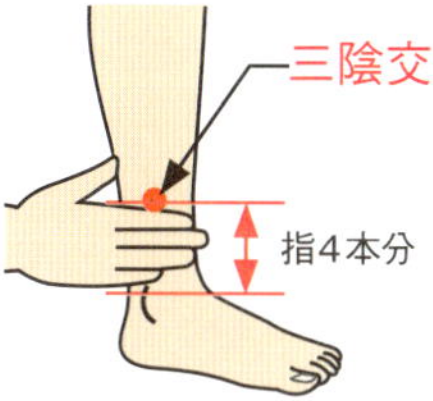

❹ 三陰交《さんいんこう》

両手の親指を重ねてツボに当て、深く押します。

Let's try!

腰痛の改善

腰痛は現代病

今や腰痛に悩まされている人は、20代以上の約半数近くにも及ぶと言われ、現代病といっても過言ではありません。

　腰痛の原因は、一つではありません。同じ姿勢でいること、背中が丸まった悪い姿勢、疲れや冷えが原因の筋肉の硬直、無理な体勢での作業、そして重いものを持つなどが重なって、回復できないほど負担がかかると、痛みを引きおこします。

　また、**思った以上に多いのが、原因のおよそ6割を占める内臓疾患やストレスを原因とする腰痛です。**

プラスPOINT

内臓疾患とストレスを解消する もも上げ運動とツボ押し

ストレス

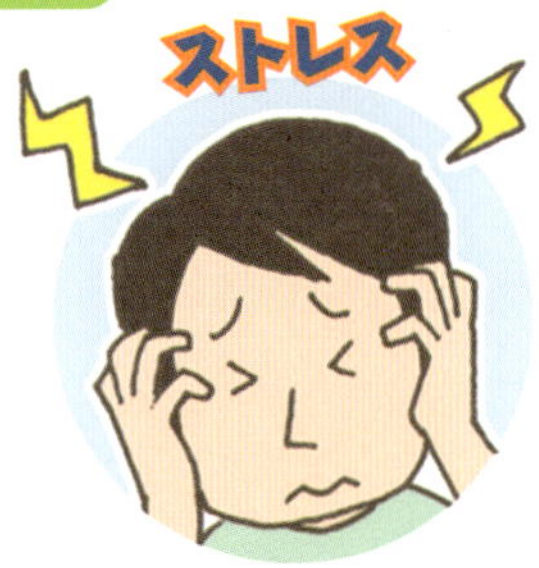

腰痛を改善するためには、とにかく長時間、同じ姿勢でいないことです。

とはいえ、仕事や作業など、同じ姿勢を取り続けなければいけない場合には、最低でも1時間に1回は休憩を取り、負担がかかる前に、姿勢を変える、背筋を伸ばして伸びをするなど、じんわりとカラダを動かしてほしいのです。

また、自分ではよい姿勢だと思っていても、猫背だったり、反りすぎたりしていて腰に負担がかかっている場合があります。できるだけ、**正しい姿勢を意識しましょう。**（103ページを参照）

もも上げ運動で腰痛を改善

腰痛には、酸素を取り込むために、「内臓に汗をかく運動」としてご紹介した、もも上げ運動や後ろ歩きも効果がありま す。（73、76ページを参照）

太ももの筋肉は、体の奥にあり、太もも の骨と背骨をつなぐ、大腰筋とつながっています。

この大腰筋は、姿勢筋といわれ、カラダを支える要《かなめ》となって、腰まわりの姿勢を維持する筋肉ですから、しっかり鍛えれば姿勢がよくなり、腰痛が改善されます。

腰痛を和らげるツボ

腰痛は、ぎっくり腰などで炎症がおこっているとき以外は、温めて血行をよくしてあげるとやわらぎます。

腰痛に効果的なツボは、まず、腰のくびれの高さの背骨から、左右にそれぞれ指2本分外側に行った、「腎兪《じんゆ》」です。腰に手をあてたときに親指があたるところです。腎兪から、そのまままっすぐ下に下がり、ちょうどベルトをする位置当たりにあるのが「大腸兪《だいちょうゆ》」です。中脘《ちゅうかん》・天枢《てんすう》・関元《かんげん》は両手の人差し指で押圧します。

① 腎兪《じんゆ》・大腸兪《だいちょうゆ》

腎兪は腎臓機能を、大腸兪は大腸の機能を活性化して腰痛を軽減します。

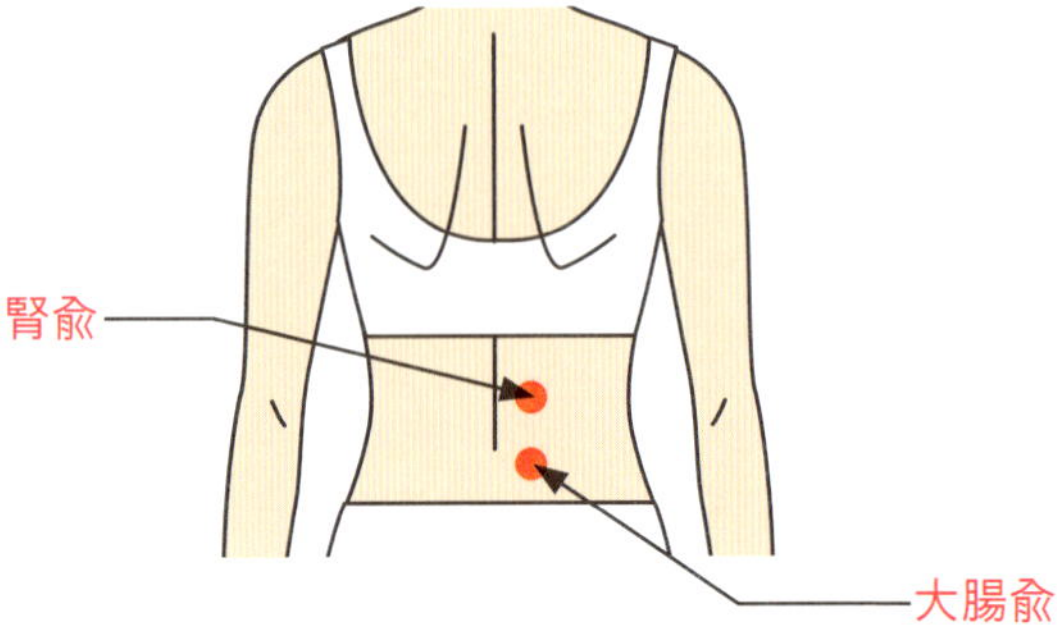

■腰痛を和らげるツボ

❷ 天枢《てんすう》・中脘《ちゅうかん》・関元《かんげん》

カラダの中心線上で、おへその中央から指4本分上が中脘、おへそから指4本分下が関元、天枢はおへその両脇にあり、おへそから指4本分のところです。

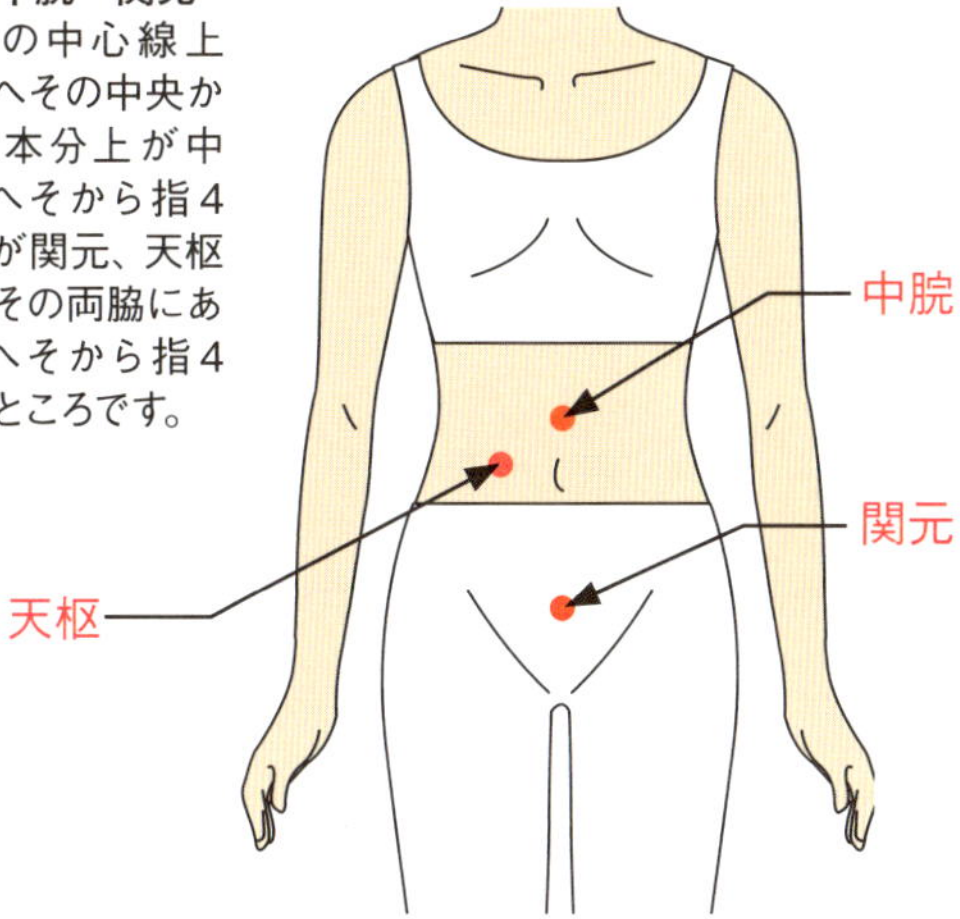

❸ 委中《いちゅう》

ひざを軽く曲げたときできる、ひざの裏の太い横ジワの中央です。

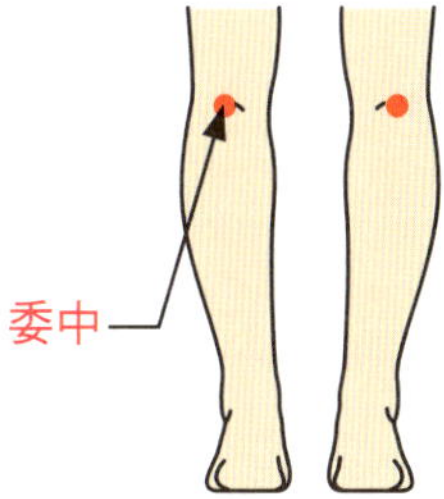

■両手でひざを包み込むように持ち、中指を重ねてツボを押します。

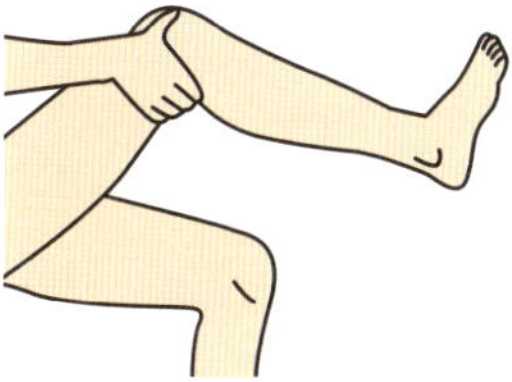

花粉症を軽くする

腸の調子を整える

花粉症の直接の原因は、花粉をたくさん吸い込んだカラダが、一定数以上の抗体をつくると、排除しようとして起こる、アレルギー反応です。

しかし、こうしたアレルギー反応には、腸のコンディションが大きく影響しています。

私たちの腸は、単なる消化器官ではありません。カラダに入った異物から自分を守るための免疫細胞の70％が腸にあるといわれています。

プラスPOINT

腸内環境を整える食品、ツボ押しとお腹もみ

食物繊維の食品

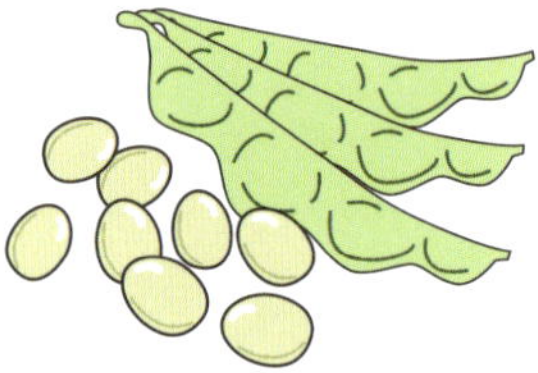

腸の調子が花粉症を左右する

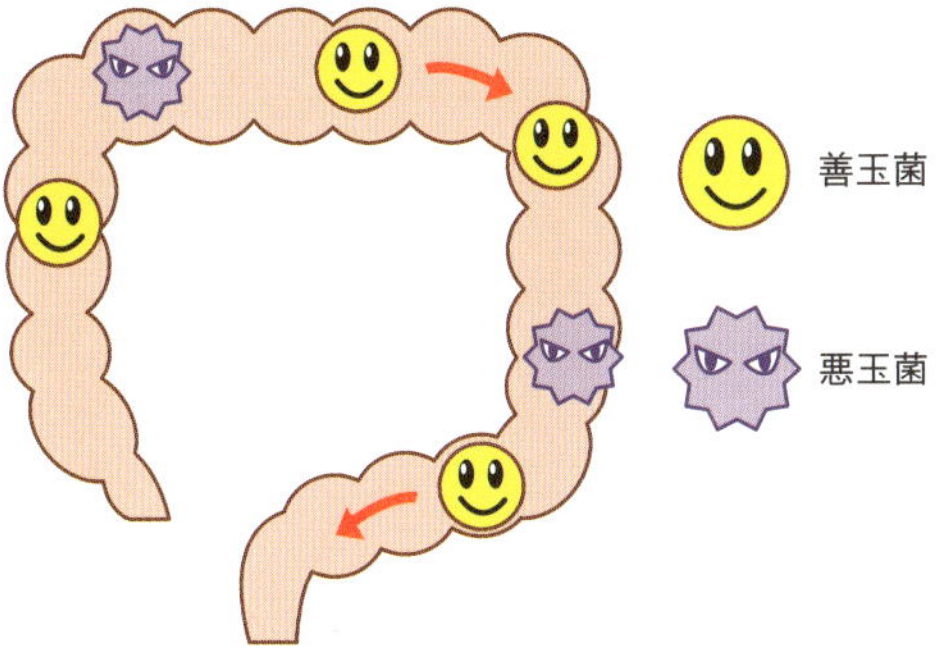

●腸内細菌を善玉優位にすると花粉症は軽減します。

ですから、**腸の調子を整えることが、花粉症の症状を軽減するために、最も大切なことだといえるのです。**

腸の調子とは具体的にいうと、腸内環境を整えるということです。細菌にはビフィズス菌などの善玉菌《ぜんだまきん》と大腸菌やウォルシュ菌などの悪玉菌がありますが、**腸内細菌を、善玉菌優勢に保つということです。**健康な人で、善玉菌20パーセント、悪玉菌10パーセントのバランスになっています。残りの70パーセントは日和見菌《ひよりみきん》といってどちらの働きをもする菌です。

菌の種類は千種類以上で、その数は600～1000兆個といわれています。

食物繊維を含む食品を食べる

そのために大切なのは、善玉菌の好物である、食物繊維を含む食品を多く食べることです。

食物繊維を多く含む食品には、いんげんやあずき、空豆などの豆類、ゴボウ、ニンジンなどの根菜類。ひじきや海苔、昆布などの海草類。ごまや栗などの木の実や、野菜やきのこなどがあります。

さらに、善玉菌の一種である、乳酸菌を含む食べ物を多く摂取することです。

代表的なものには、ヨーグルト、味噌やしょうゆなどの調味料から、納豆やぬか漬け、キムチなどがあります。もし、お酒を飲む方はワインや日本酒などの乳酸発酵を利用しているお酒を飲みのもよいでしょう。ただし、飲みすぎには気をつけましょう。腸内環境は、気をつけてあげれば、1～2週間でもずいぶん改善します。

ですから、花粉症のシーズンになる、2～3カ月前の、**11月から12月の時期から、腸内環境を整えてあげるようにすると、症状が軽くなるはずです。胃腸のぜん動運動を促す「お腹もみ」（68ページ参照）を、日常的に行うといいでしょう。**

■食物繊維を多く含む食物

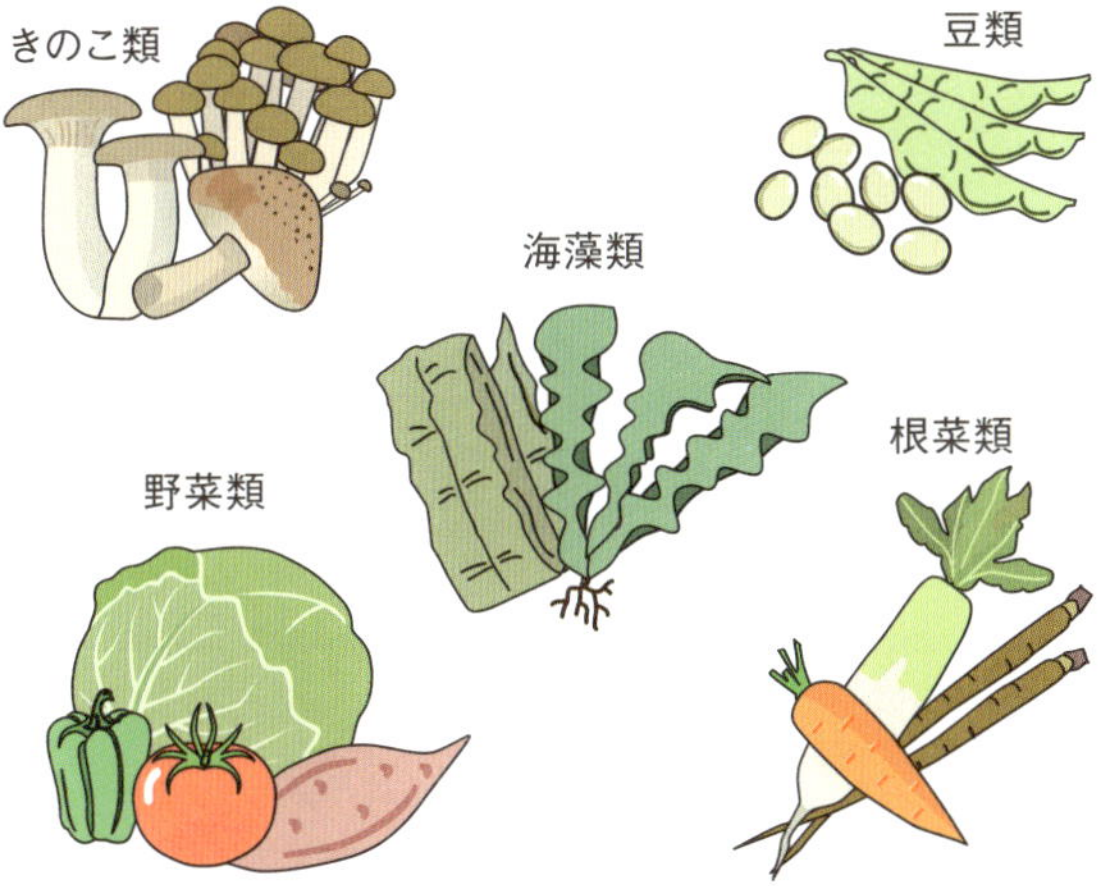

■乳酸菌を多く含む食物

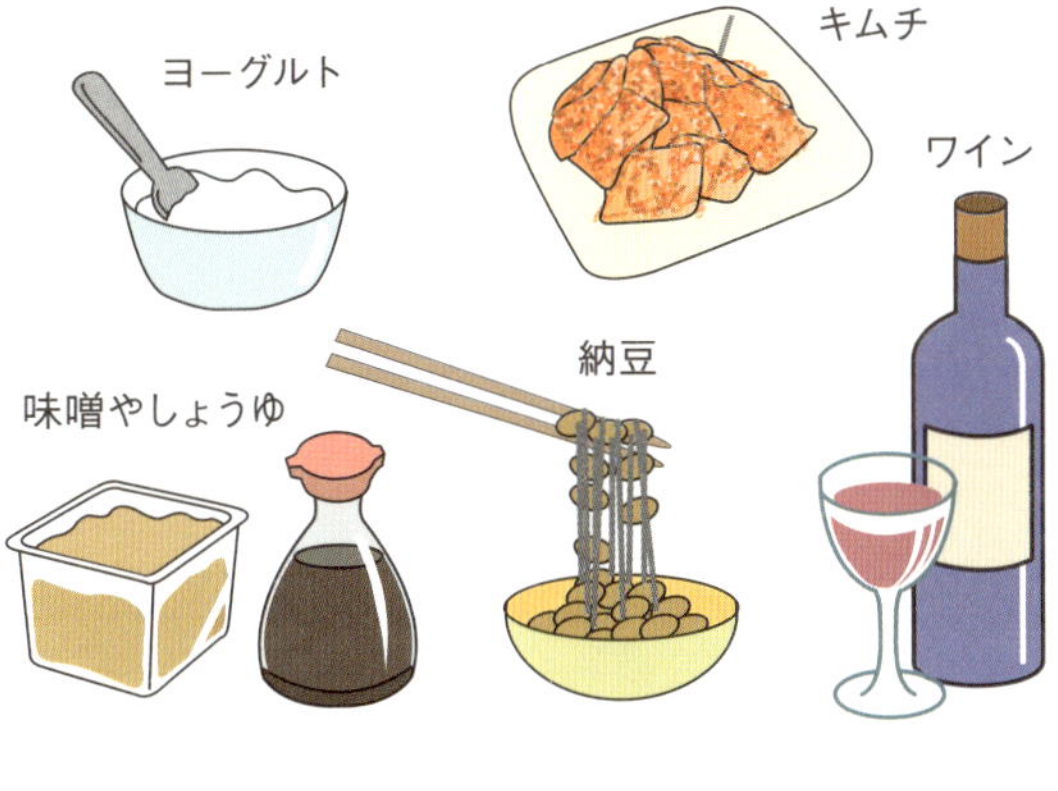
キムチ
ヨーグルト
ワイン
納豆
味噌やしょうゆ

花粉症を軽くするツボ

花粉症に効果的なツボは、まず、免疫力を高める、左右の眉頭《まゆがしら》の内側のくぼみにある、「攢竹《さんちく》」です。

鼻のつけ根と目頭の間のくぼみにある晴明《せいめい》、小鼻の両脇にある「迎香《げいこう》」があります。

次に、こめかみにあるくぼみの「太陽《たいよう》」は、生き返りのツボともいわれ、カラダ全体の抵抗力を高めます。

「印堂《いんどう》」は人差し指を当て、斜め上に押圧します。

❶ 攢竹《さんちく》・太陽《たいよう》・迎香《げいこう》
攢竹は両手の親指をツボに当てて、上に向かって軽くもむ。太陽は目と眉それぞれの中間点から指２本分外側にあるくぼみ。太陽や迎香は左右の人差し指をツボに当て静かに押します。

❷ 上星《じょうせい》・印堂《いんどう》
上星は鼻と頭頂部を結ぶ線上で生え際から親指１本上にあり、印堂は左右の眉の間にあります。

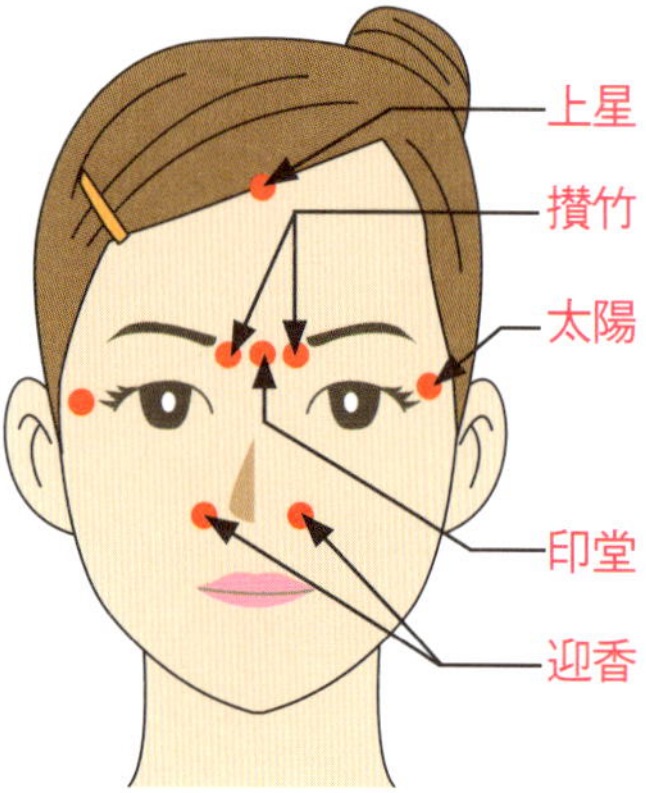

■花粉症を軽くするツボ

❸ 曲池《きょくち》・手《て》の三里《さんり》

曲池はひじを曲げたときにできる横ジワの端の親指側のくぼみ。

手の三里は曲池から指幅３本分くらい手側です。軽く曲げたひじを、もう一方の手で支え、親指で押圧します。

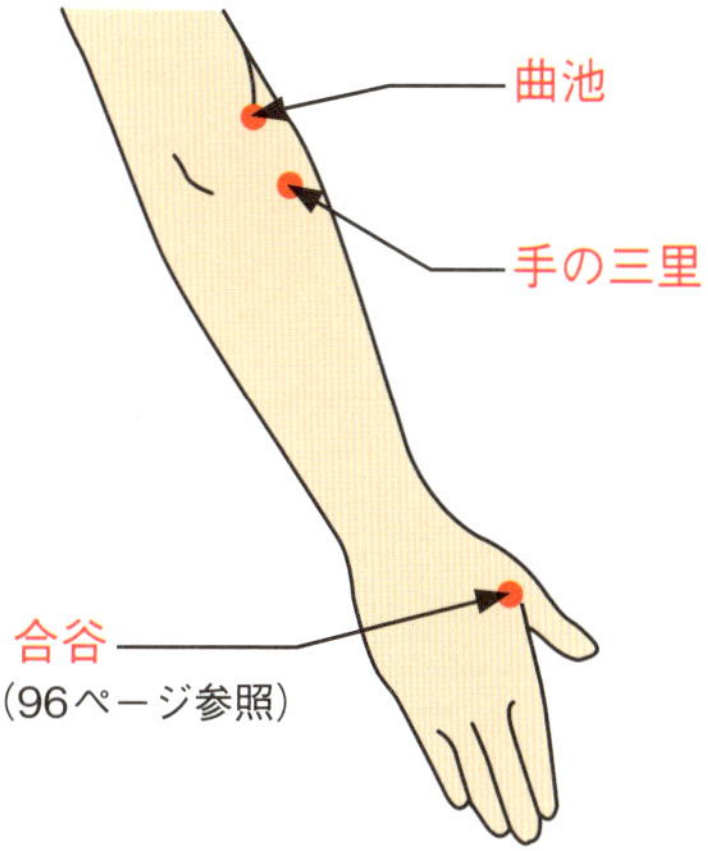

❹ 大椎《だいつい》

大きな椎骨の下にあるツボ、首を前にまげてできる大きな突起の下のくぼみ。自分ではできないので、温かいシャワーを当てることでツボを刺激し、血流をよくします。

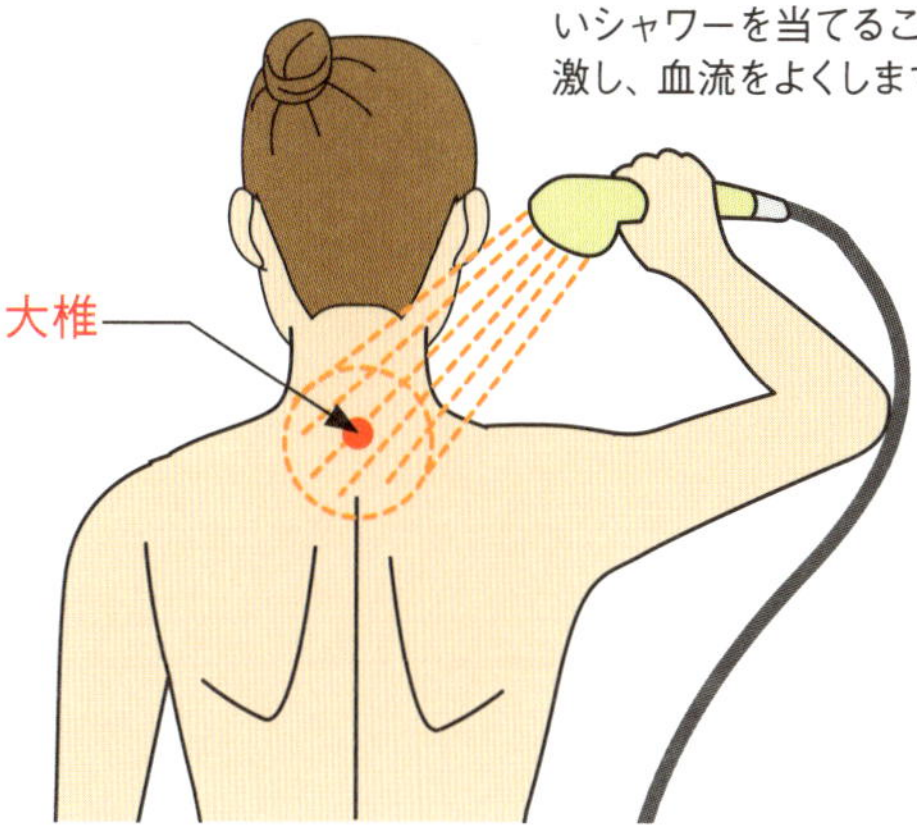

COLUM

睡眠中酸素が足りなくなる睡眠時無呼吸症候群

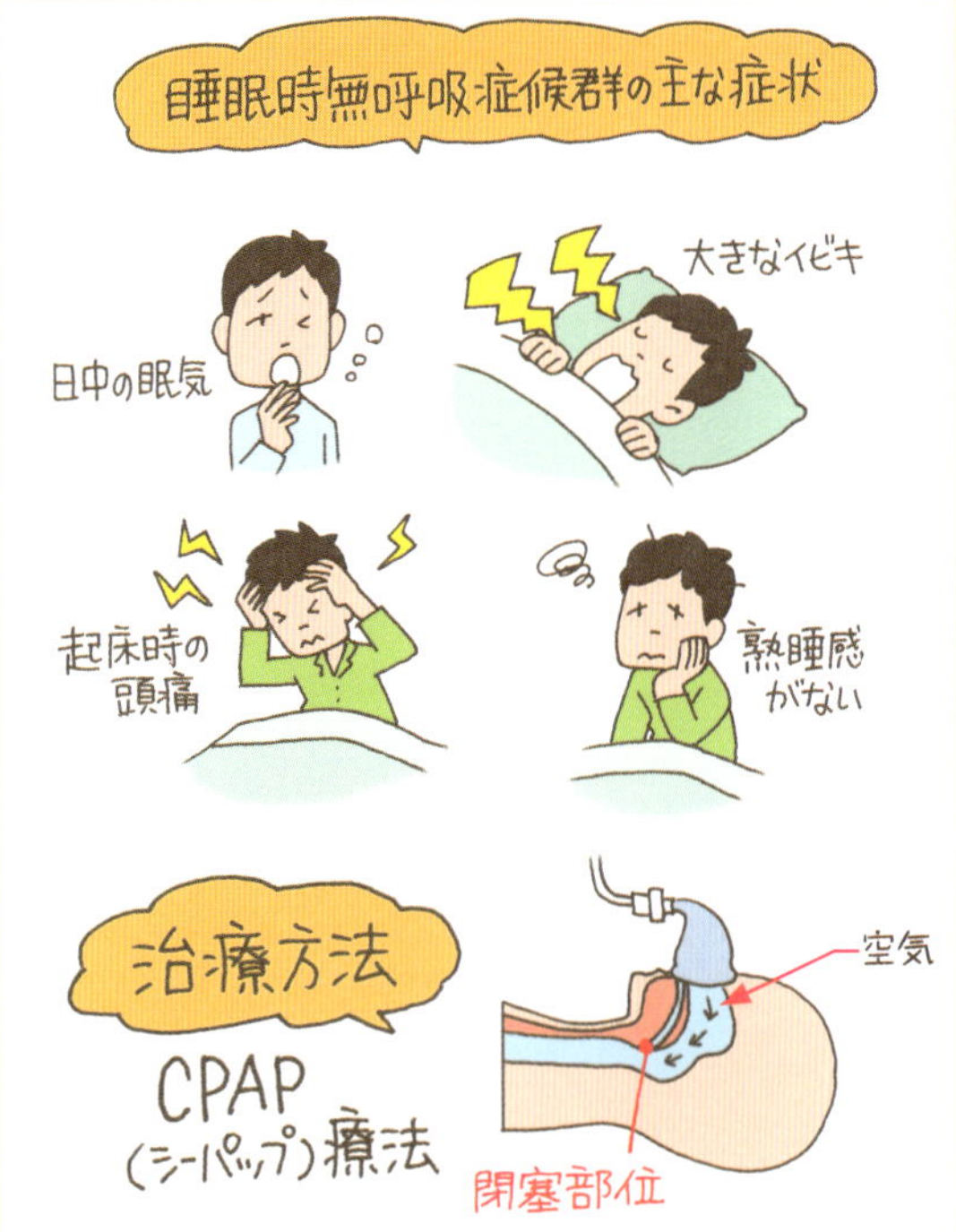

酸素不足が原因で死に至る病気があります。寝ている間に呼吸が止まり、酸欠状態になることで、心臓や血管に負担をかけ、さまざまな弊害を引きおこす、睡眠時無呼吸症候群です。原因は寝ている間に、舌が下がって気道がふさがれてしまうことです。治療法は寝ている間の無呼吸をふせぐために気道に空気を送り続ける、CPAP療法が一般的です。

◆「1日1分」、「継続」、これが健康の合い言葉

ここまでご紹介してきた、すべてのエクササイズやツボ押しなどは、すべて、私たちのカラダに本来備わっている「自然治癒力」という、「自分を元気にしよう！」という、パワーを高めるためのものです。ですから、薬などを飲むのとは違い、カラダに負担をかけませんし、副作用もありません。

ただし、いくら自分のカラダにもともとある力をアップさせるとはいえ、無理は禁物です。アザができるほどツボを押したり、グッタリ疲れきるほどジャンプしたりする必要はないのです。それよりも、なにより続けることが重要です。1日1分で構いません。ときどきはサボってしまっても構いません。「どうしても、やらなければ…」と、自分にストレスをかけることなく、のんびり深呼吸をしながら、楽しんで行ってください。知らないうちに、あなたのカラダは変化しているはずです。

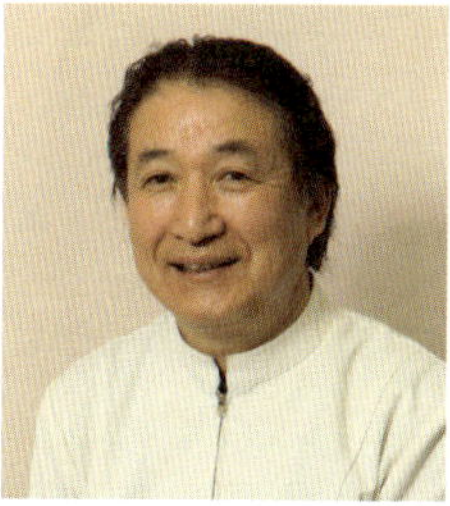

今野清志

日本リバース院長。目と耳の美容院院長。目と耳の美容学院院長。

1953年、宮城県生まれ。中央大学法学部卒業後、東京慈恵医大アイソトープ科に出向して医学を学ぶ。多くの医師と交流を深め、予防医学の大切さを実感する。そこで、薬に頼らない治療法を確立するために、中国に渡り、中国北京国際鍼灸倍訓中心結業・中国中医研究院で研修。帰国後、日本で唯一の酸素療法を取り入れた整体院を開業し、視力回復をはじめ、乱視や緑内障、耳鳴りなどの施療で多くの実績をあげている。著書にはベストセラーになった「目は1分でよくなる！」(自由国民社)、「目がよくなって心も体も超すっきり！」(三笠書房)、「目はスプーン1本でよくなる！」(マキノ出版)などがある。

STAFF
デザイン　飯塚一美（スタジオ・ソラリス）
DTP　松下隆治
イラスト　青木宣人　飯塚一美
写　真　天野憲仁（日本文芸社）
編　集　石田昭二
編集協力　塩尻朋子

今日からすぐできる**今野式**
弱ったカラダが1分でよくなる！

2015年1月1日　第1刷発行

著　者　今野清志
発行者　中村　誠
印刷所　図書印刷株式会社
製本所　図書印刷株式会社
発行所　株式会社日本文芸社
〒101-8407 東京都千代田区神田神保町1-7
TEL 03-3294-8931（営業）、03-3294-8920（編集）

ISBN978-4-537-21243-3
112141210-112141210Ⓝ01
編集担当・坂

URL http://www.nihonbungeisha.co.jp